U0378802

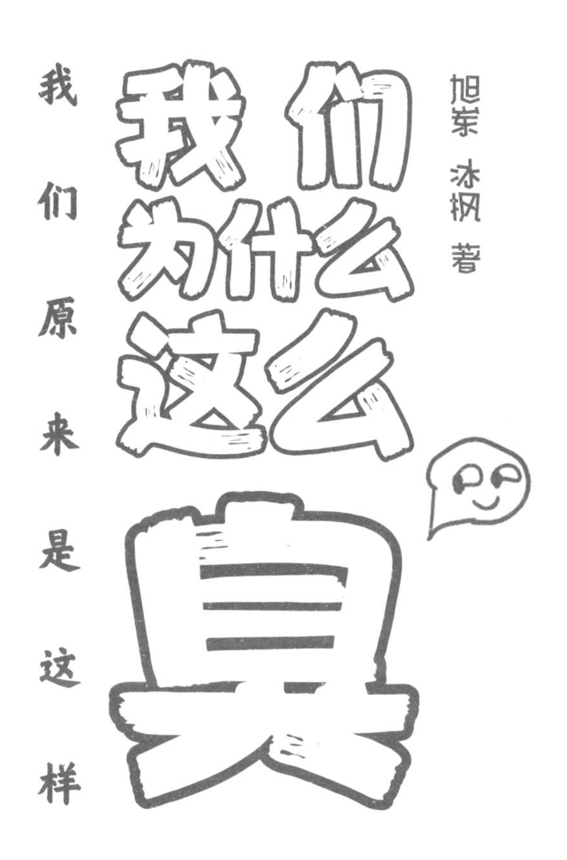

我们原来是这样

旭崇 沐枫 著

北京时代华文书局

图书在版编目（CIP）数据

我们为什么这么臭 / 旭宗，冰枫著 . -- 北京 : 北京时代华文书局，2019.9
ISBN 978-7-5699-3126-6

Ⅰ . ①我… Ⅱ . ①旭… ②冰… Ⅲ . ①人体－普及读物 Ⅳ . ① R32-49

中国版本图书馆 CIP 数据核字 (2019) 第 148750 号

我们为什么这么臭

Women Weishenme Zheme Chou

著　　者 | 旭　宗　冰　枫

出 版 人 | 王训海
选题策划 | 高　磊
责任编辑 | 邢　楠　高　磊
装帧设计 | 程　慧　迟　稳
内文插图 | 未来有趣
责任印制 | 刘　银　范玉洁

出版发行 | 北京时代华文书局 http://www.bjsdsj.com.cn
北京市东城区安定门外大街 136 号皇城国际大厦 A 座 8 楼
邮编：100011　电话：010 - 64267955　64267677
印　　刷 | 固安县京平诚乾印刷有限公司　0316-6170166
（如发现印装质量问题，请与印刷厂联系调换）
开　　本 | 880mm×1230mm　1/16　　印　　张 | 13.5　　字　　数 | 180 千字
版　　次 | 2019 年 10 月第 1 版　　印　　次 | 2019 年 10 月第 1 次印刷
书　　号 | ISBN 978-7-5699-3126-6
定　　价 | 49.80 元

版权所有，侵权必究

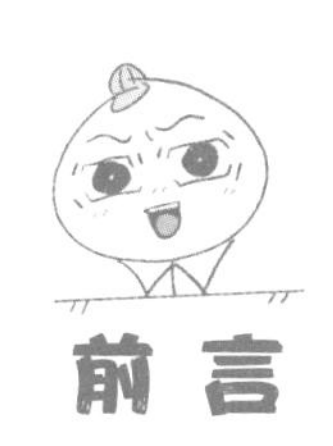

前言

对不起，这本书可能有点标题党！

这并不是一本“恶趣味”向的小册子，用来给你的周末闲暇时光增添几分“味道”；这也不是一本通过系统性地阐释“臭”的来历，让你从而得以科学除臭的行动指南；当然，这甚至不是一本以臭为线索贯穿始终的书（虽然相关的内容你也能在这本书里找到）—— 这本书所真正好奇的，是一大堆关于我们自己的“为什么”：

或许你问过这样的问题：为什么黑暗中看东西没有色彩？

或许你一直在好奇：为什么打哈欠很容易被传染？

或许你曾经幻想过：假如有一天脑袋真的裂成了两半？

或许你经常会困惑：梦里发生的一切是否预示着未来？

大约在 2000 天以前，也正是因为这一系列的奇怪又有趣的问题，促使我们开始《原来是这样》这档节目的创作。在已经积累的数百万字的文案中，出现频率最高的一个标题套路便是“我们为什么会XX？”—— 我们真的了解自己吗？或者人类真的了解人这个物种吗？我们如何听、如何看、如何感知这个色彩斑斓的世界？为何哭、为何笑、为何拥有丰富多样的情感？这些问题，我们都可以到大脑中寻找答案，可是我们对大脑本身又了解多少？

的确，关于我们自身为何会是这样的问题总是迷人的。孩提时代的我们，对这些问题或许也都好奇过。只是随着我们慢慢长大，好奇心渐渐地黯淡了。也许因为这些现象实在是太过于司空见惯、天经地义，很少有机会促使我们去寻找答案。

但当我们偶尔拿出一个问题试图去刨根问底时，却又发现事情远没有我们想象得那么简单。因为我们远比我们认为的要复杂得多。随着探索的深入，当我们最终找到或者接近答案时，相信大部分人都会长吁一口气，并脱口而出 —— 原来是这样？！

在本书中，我们会试着回答各种奇思妙想的问题和生活中一些有趣的现象。不要觉得这些问题很傻很幼稚，科学家们为了回答这些问题，已经研究了很多很多年。其中有一些，我们已经能够给出答案，而另一些，还只是停留在猜想和推测阶段。

在阅读这本书的过程中，你会得到一些答案，同时，也会产生更多疑问。这是一件好事。记下这些问题，然后慢慢去试着回答它们。或许在未来的某一天，这本书会因为你的新发现而重新修订。

我很喜欢本书第一篇的标题：《大脑，我不明白你却还要用你去研究你》，虽然它听起来有点好笑，但我们是认真的。你可以理解为这是一个悖论，也可以理解为，这是人类区别于其他物种的最值得骄傲的地方。

原来，我们是这样的人类！

作者

2019.8

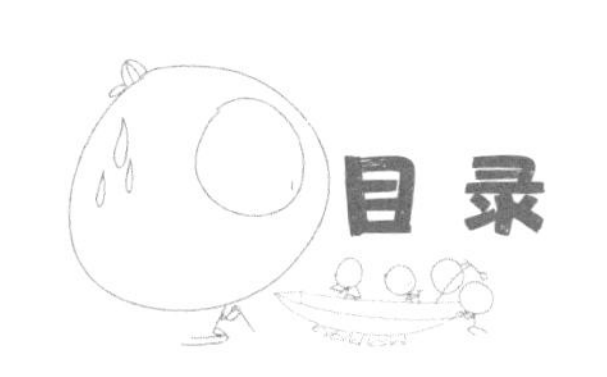

目录

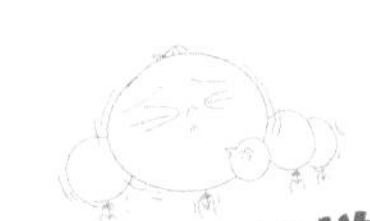

第一篇　大脑原来是这样

第二篇　感官原来是这样

第三篇 情绪原来是这样

第四篇 神秘力量，原来是这样？

第一篇

大脑原来是这样

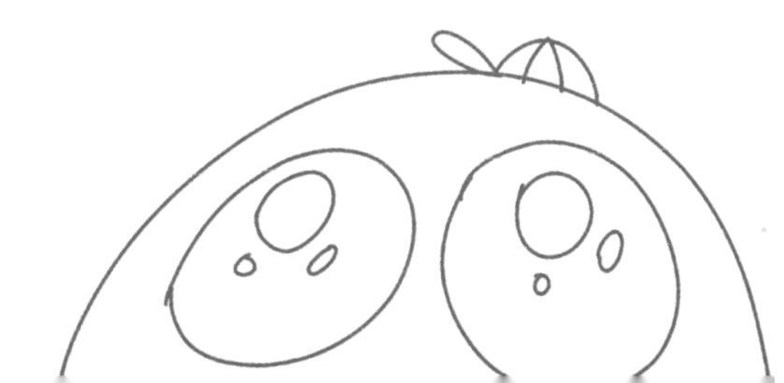

大脑，我不明白你却还要用你去研究你

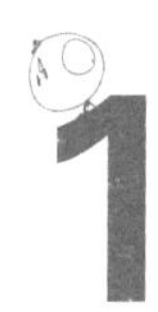

大脑是家大公司

说到大脑的外观，相信不用多介绍，大家眼前都会浮现出一个凹凹凸凸、沟沟壑壑、一劈为二的半球状。

我们大脑的结构大致可以分为以下六个部分：前脑、小脑、脑干、脊髓、边缘系统、丘脑。

主体部分，我们管它叫前脑（forebrain），就是体积最大的那一块、和核桃仁非常像的那个部分。它是人脑中最大的区域，分为左右两个半球，它外面包裹的那一层叫大脑皮层（cerebral cortex）。

在前脑的后下方是小脑（cerebellum），它和我们的运动平衡有关。小脑就像一个很大的调节器，喝醉酒的人走路摇摇晃晃，就是因为酒精麻痹了小脑。虽然小脑的名字中有一个“小”字，可它并不小，虽然总体积只占整个脑袋的 10%，神经元的数量却超过了全部脑神经总数的一半。

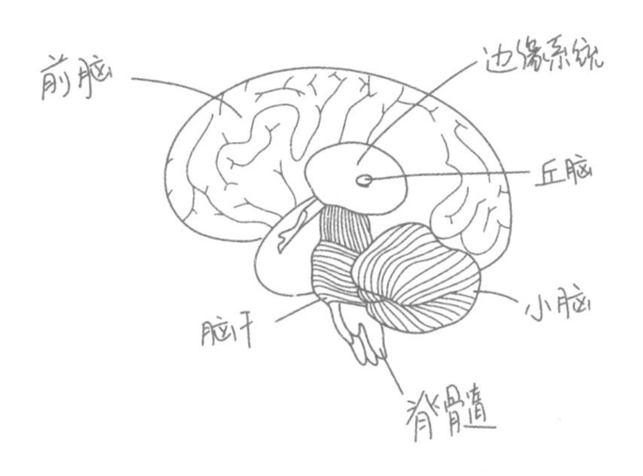

小脑的功能非常重要，它和我们的运动控制有关。手和眼的协调、维持人体姿态、学习运动技能，比如拉小提琴、打网球、骑自行车，都离不开小脑。人类和其他脊椎动物最大的区别就是，人类的小脑体积特别大，这样才能完成那些精密细致复杂的任务，比如书写、操控精密仪器。

前脑和小脑中间有一个连接的部分，叫作脑干（brainstem）。脑干可以理解为脊髓的延伸，主要负责头部的感觉信号输入以及头部运动指令输出，脑干下面连接的就是我们的脊髓。

脊髓（spinal cord）主要负责我们的身体和四肢，包括身体感觉以及四肢运动的肌肉收缩等。脊髓负责身体，脑干负责头部。所以在医学上，判断一个人是否脑死亡，标准就是脑干是否还能发挥正常功能。因为脑干坏了，大脑就没办法正常工作了。

在前脑里面，有一个很重要的部分叫“边缘系统”（limbic system），它就是给我们带来恐惧情绪的杏仁核（amygdala）和负责记忆的海马体（hippocampus）所在的位置。为什么叫边缘系统呢？因为它们和身体的调控功能的关系并不紧密。但有意思的是，它的位置恰恰在大脑的中心。

在边缘系统内侧，有一个叫作丘脑（thalamus）的地方，它是感觉信号的中转站，负责收集我们的视觉、听觉等等各种感觉信号，然后把这些信号投射到大脑皮层的各个对应区域，好比一个“传送门”。除了嗅觉，所有的感觉信号都要经过丘脑进行中转。

我们“大脑地图”里的 52 个区

我们能够感知外部世界，是因为大脑皮层起了重要作用。大脑皮层就是大脑最外面那一层，我们所有的感觉器官接收到的刺激在大脑皮层都有对应的区域。比如，视觉皮层在后脑勺，体感觉皮层和运动皮层都在头顶的位置。

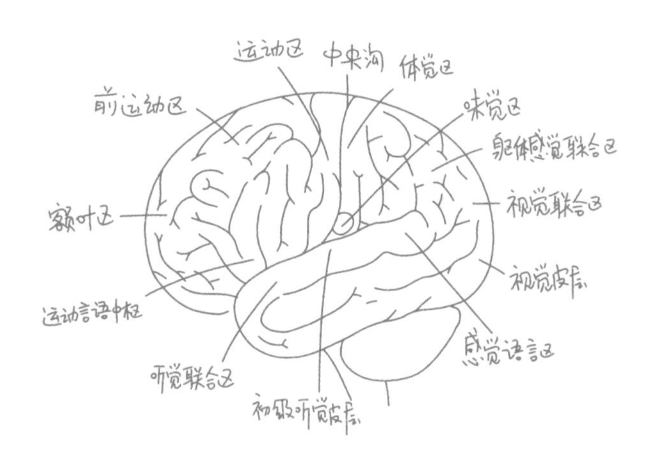

大脑就像一张地图，不同的功能区就相当于地图上不同的省份。如果要去画这张地图，我们首先要划定省份的边界。

事实上，把大脑按照功能区分，这个概念在很早以前就有了。在很早以前有一门学问叫作“颅相学”,号称可以通过一个人头盖骨的形状，比如说哪个部位比较突出，来判断此人的行为方式和个性。在19世纪，颅相学非常流行，就连两个人能不能结婚很多人也要借由颅相学来判断。

现在我们知道，颅相学是不科学的，但是，将大脑按照功能来分区，这个概念并非完全错误。我们现在把大脑皮层分成52个区，这是1909年由德国神经学家布罗德曼绘制的。布罗德曼是如何划分的呢？他根据的是细胞形态的不同，以及细胞在大脑皮层上的分布状态。在波罗德曼的“大脑地图”中，第17区就是我们后来认为的视觉皮层区，而第1区、第2区、第3区则是本体感觉区。

大脑皮层有6层楼

人类大脑皮层的平均厚度在2.3~2.8毫米，不算很薄，里面却分了六层。我们可以把它想象成一栋六层的办公楼，每一层楼都有不同的分工。只不过，楼层数是倒过来编号的。

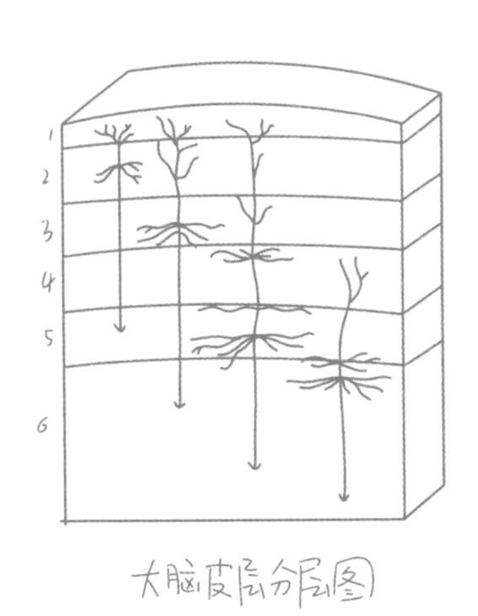

大脑皮层分层图

第一层是顶楼，也就是大脑最外面的保护层；往下第二层、第三层是“外联部门”,负责把信息发送到其他的楼里。再往下数的第四层是信息采集部门，接收来自丘脑的信息。前面提到过丘脑，它相当于大脑的传送门，收集各个感觉器官接收到的信号，再把这些信号投射到大脑皮层的对应区域。

第五层就是分发部门了，它们把信息分发到大脑皮层下方的一些组织，由其具体执行。第六层则是信息的反馈部门，将这栋大楼里处理过的所有信息打包汇报给丘脑，由此形成一个丘脑和大脑皮层之间的回路。

在大脑皮层上，每一个功能区都是一栋六层楼的大厦，那么，这些大厦之间是如何区分的呢？原来，虽然所有的大厦都是六层楼，但是不同的大厦每一层的层高是不一样的。比如，在视觉皮层这栋楼里，第四层就特别高，因为第四层是负责信息输入的，而每天我们的眼睛看到的东西是太多了，所以第四层就需要很大的空间。相反，在运动皮层这栋楼里，信息输出是主要任务，没有太多的信息输入，因此它的第四层是最矮的，第五层却特别高。这样一来，相邻两栋楼之间的界限，就可以通过楼层错位很明显地区分了。

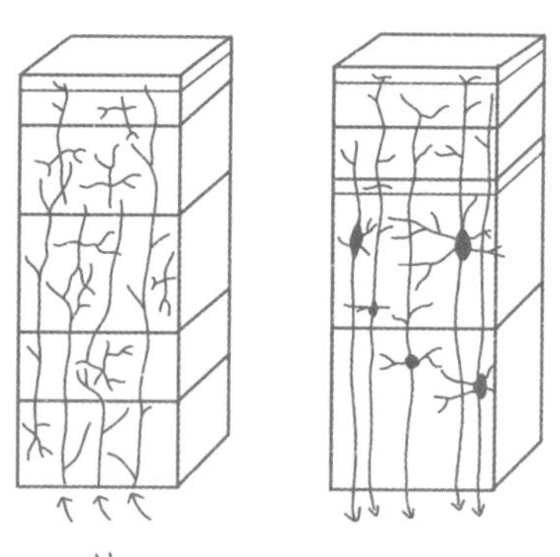

感觉皮层(左)和运动皮层(右)

不过准确地说，这还不是大脑地图，只是一个大脑分区图，因为布罗德曼只是把不同的大楼划分开，并没有确定每一栋楼的功能和作用，所以在布罗德曼的地图上只有编号，没有对应的名称。后来，科学家们利用功能性核磁共振成像技术，又把这张地图进行了完善。

大难不死的盖奇

前额叶是大脑的决策部门，它就在我们额头的位置。在过去很长的一段时间里，人们对前额叶并不重视。很多研究者都在研究视觉皮层、听觉皮层、味觉皮层、嗅觉皮层等，因为这些都是我们可以直接感受到的；也有一些研究者专注于运动皮层的研究，因为它让我们动起来。而前额叶的存在。我们似乎很少能够感觉到。直到 1848 年，一名叫作菲尼亚斯·盖奇的铁路工人发生了一场意外。

那一年的 9 月 13 日，盖奇在执行一项爆破任务的时候，被一根铁棍穿透了头部，从颅骨的左下部刺到了额头。幸运的是，仅仅几分钟后，盖奇就醒过来了，而且自行离开了。这的确是非常神奇的事，大家也都为盖奇的幸运感到高兴，大难不死必有后福。可是，随着时间的推移，人们发现，原本待人友善、积极进取的盖奇，忽然变得专横傲慢，对旁人也漠不关心，而且似乎经常忘记社会礼仪，待人接物很没有礼貌，总是，他完全变了一个人。

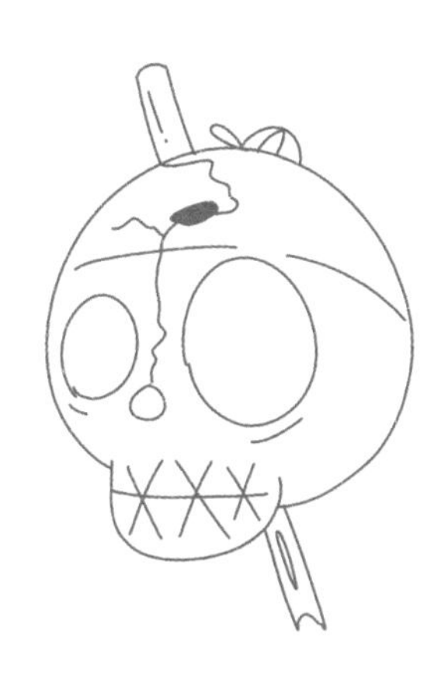

于是有人开始研究，发现这根铁棍对盖奇的前额叶皮层造成了严重的损害。从这件事情之后，人们意识到，原来看起来默默无闻的前额叶在我们做决策或者计划做某件事情时，会起到至关重要的作用——它扮演了大脑 CEO（chief executive officer，首席执行官）的角色。我们经常会说“一拍脑门”做决定，这真是一个很有趣的巧合。

熟悉又陌生的钥匙

就像盖奇的案例一样，我们对于大脑皮层功能的探究，往往是通过一些特殊的病人来了解的。当我们在辨识物体时，颞叶是关键的一环，它位于大脑下方、靠近耳朵的位置。如果颞叶受损了，就可能会得一种叫作“视觉失认症”的病。

颞叶受损引起的视觉失认症并不是一种视觉障碍，患者的视觉是正常的，可是他看到了却不知道这个东西是什么。举个例子，给一个视觉失认症的患者一把钥匙，让他在纸上把钥匙的样子画出来，他可以把所有的细节都描绘出来。但是，如果你问他画的是什么，他就完全不知道了。然而，如果你把钥匙放到他手里，他摸到钥匙后，马上就知道这是一把钥匙。由此可见，他并不是不认识钥匙，而是仅仅通过看，他无法给这个形状赋予实际的意义。

身为一个大脑健全的人，我们很难想象这种感受。这就是颞叶皮层受损可能会出现的一种情况。

幽灵般的幻肢

和大脑皮层有关的还有一个很诡异的现象 —— 幻肢。

幻肢的英文名字叫作phantom limb，phantom的本意是幽灵，直译应该是幽灵般的肢体。幻肢出现象现在很多截肢患者身上。当左手被截肢，按道理讲，患者不可能再有任何关于左手的感觉，但不可思议的是，如果碰一下患者的左脸，他可能会感觉到自己的左手也被触碰了。这种被触碰的感觉甚至可以清晰落在他并不存在的左手无名指上。

要搞清楚幻肢是怎么产生的，就要说到我们头顶的体感觉皮层了。体感觉皮层是一块长条状的区域，在我们的头顶，像女生戴的发箍，但是位置稍稍靠后一点。

体感觉皮层，看名字就知道它是负责我们身体的感觉，比如触觉和痛觉。我们身体的各个部位在体感觉皮层上都有对应的位置，从头顶到两侧排列，依次是脚、腿、躯干、头、手臂、手指、面部，面部还包括眼睛、鼻子、嘴唇、牙齿、舌头、咽喉，等等。体感觉皮层的左右两侧分布是对称的，左边负责右侧身体的感觉，右边负责左侧身体的感觉。所以，如果你的左手被人碰了一下，那么在你右边头顶的某个位置就会接收到一个信号，让你感到你的左手被人碰了。不同的身体部位在体感觉皮层上所占的面积是不一样的，而有意思的是，这个面积和我们实际的身体比例没有关系，它反映的是身体部位的敏感程度，有些很小的部位，在体感觉皮层上却可以占到非常大的面积。

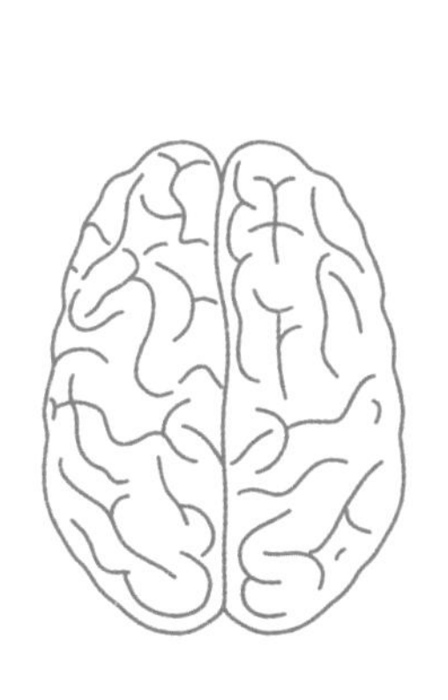

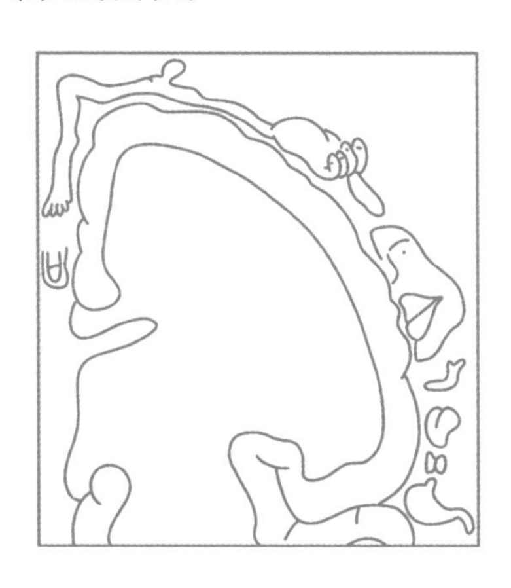

我们的脸在体感觉皮层上的占比非常大，所以面部感觉非常敏感。而在整个脸上，嘴唇的占比又相对较大，所以我们对于嘴唇的触碰是非常敏感的。假如我们把身体各个部位按照在体感觉皮层上所占的大小来画一个小人，那么画出来的就是一个头大身体小且有着香肠嘴和一双大手的怪物。

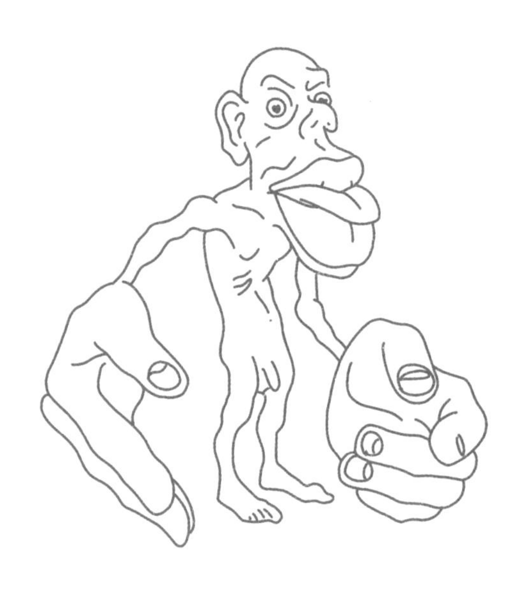

现在，我们可以解释为什么会出现幻肢现象了。还是拿左手举例，在体感觉皮层上，和手指相邻的部位，一边是面部，另一边是手臂。当我们失去左手之后，这部分的感觉皮层因为总是得不到信号输入，就会被隔壁的脸部侵占。这样，当有人触碰到患者的左脸时，失去的左手就会出现依然存在的感觉。研究发现，幻肢现象往往出现在患者截肢后四个星期左右，可见，大脑“重组”的速度是非常迅速的。

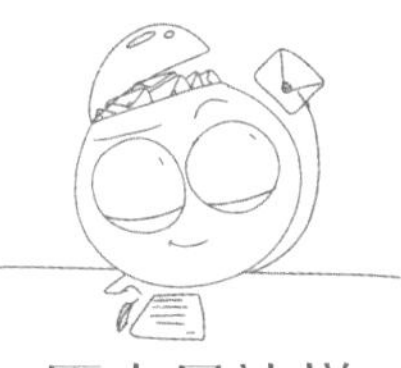

原来是这样

我们用大脑研究大脑

大脑皮层管理着我们的感觉、语言、认知、记忆、意识 …… 某一部分大脑皮层的损伤并不会要了我们的命，却会让我们无法和外界联通。所以，如果大脑皮层坏了，而脑干还正常，我们就会变成所谓的植物人 —— 虽然可以维持生存，却失去了和外界沟通的渠道以及自我意识。

大脑，这个我们每天都在使用的东西，可我们对它的了解依然太少。有趣的是，我们正是在用这个连我们自己都没完全搞明白的东西，来研究它本身。

我们每天都在使用的全部大脑

2

现在，跟脑子有关的新兴词汇多了起来。前一段时间我看到一个词，叫“脑洞大开”，还有之前的“脑残”“脑补”…… 跟脑子有关的各种词语在网上流行。在我上学的时候，有的同学在做数学题时会说：“哎呀，我的脑细胞都要死了。”当我们大量使用脑力、处理高强度的运算或是强记大量内容时，是不是真的会死掉很多脑细胞呢？当然不是！脑细胞并没有我们想象得那么脆弱，它们中的绝大多数都会伴随我们一生。

严格来说，“脑细胞”是我们大脑中所有细胞的统称，不过日常生活中，当我们说到“脑细胞”时，通常指的是“神经元”。神经元是一种特异化的电功能细胞。它的样子怪吓人的，有点像外星人，从一个核心向四周分散出很多触手。很多神经元组成了一个非常复杂的网络。我们之所以会思考、会运算、有很多认知，是因为神经元的作用。

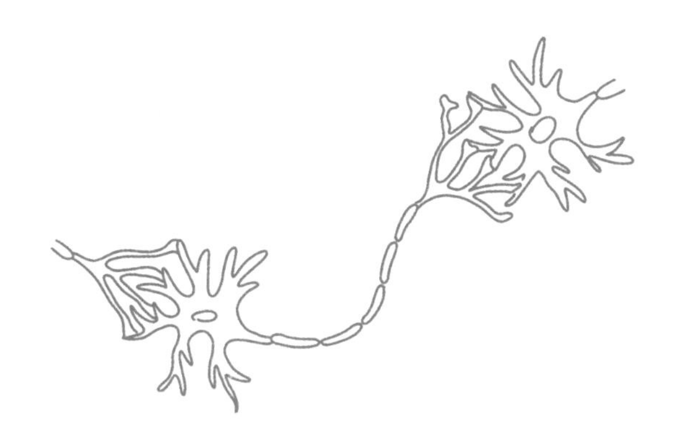

神经元的工作原理有一点像电话交换机。打电话的时候，家里的电话线输出的号码不是直接连到对方的电话，而是进入一个交换机，每个电话号码在这个交换机里是有编码的，交换机就是一个二传手。神经信号在我们的大脑中就是这样传递的。一个神经元可以和 20 万个神经元联接，这些联接形成一个高速网络。

在我们的身体里，每天都有细胞大量死亡，新的细胞也源源不断被制造出来。不过，神经元有点特别，绝大多数神经元一旦死了，就是真的死了，只有两类神经元是可以再生的，一个是嗅觉细胞，另一个是与记忆有关的海马体中的神经元。

研究者一般认为，每个人在出生时，大约拥有 860 亿个神经元细胞，这个数字比地球人口总数还要多十多倍。可是出生后，神经元就进入逐渐死亡的状态，专业的说法叫凋亡。因此，一生当中拥有神经元最多的时刻，就是人刚出生的时候。

但是否因此就能说，新生儿时期是人一生中最聪明的阶段呢？其实不然，人的聪明与否并不完全取决于神经元的数量，真正起作用的是神经元之间联接线路的多少。这种联接是在出生后受外界刺激而不断发展的。这也就是为什么说越学习越聪明，因为学习可以增加神经元之间的联接。

还是用打电话来比喻。两座城市各自建立了电话网，一个城市有10 000台电话，但是每台电话只能打通几个号码，就发挥不了什么作用了。另一个城市只有5 000台电话，但是彼此都能联系，这个电话网络就非常有效率。

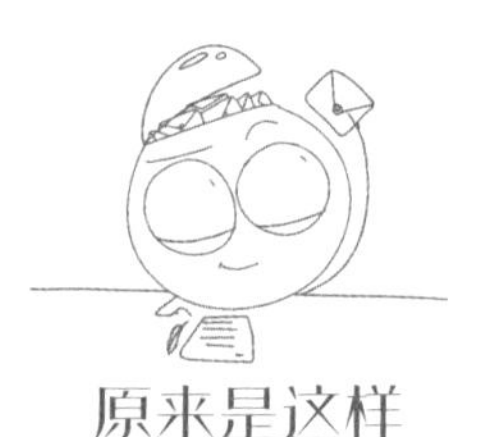

我们每天都在使用全部大脑

关于大脑还有一个说法，说再聪明的人也只是用了大脑的10%，还有90%的大脑资源有待开发。不过，最新的研究发现，我们每天都在使用全部的大脑，即便最简单的思考和行动，都需要调动几乎全部的脑组织协同工作。

3 为什么数字 2 是草绿色的，而 5 是天蓝色的

一个联觉者的自白

这是我自己的亲身经历。从我记事的时候开始，就有一种奇怪的感觉缠绕着我。在我的眼中，数字 2 是草绿色的，8 是橙黄色的；字母A是深蓝色的，P 是紫红色的；汉字“汉”是红色的，“张”又是绿色的；我喜欢星期六的红色，讨厌十月的黑色；小汽车的喇叭声是亮红色，音符 La 是金黄色；有时听到一段音乐，那是红绿黄白相间的彩色。

起初我没有注意到这种感受有什么特别，以为身边每个人都会有类似的感觉。做课程表时我总喜欢用水彩笔写，因为这样可以用我感知中的颜色来表示对应的文字。

直到有一次，我忽然问了母亲一个问题：“妈妈，为什么 2 是绿色的，而 5 是天蓝色的呢？”可以想象当时我母亲的反应，她当然不知道

该如何回答这样一个“奇葩”的问题，她应该以为我在说某种专属于儿童的混乱语言吧。

后来，我又问了同学和朋友类似的问题。“神经病”“幻觉”“臆想”“瞎说”，这是他们听到这个问题之后的评价。直到这时，我才隐约意识到，自己对文字和声音的色彩感知似乎有些特别。有时这种特别甚至会让我觉得自卑，因为我和其他的同学不一样。身边也有一些热心的、有探索精神的朋友试着帮我分析原因。他们会问：“你小时候家里是不是挂着一些带有颜色的学习卡片？”“你的婴儿床上是不是贴着彩色的塑料字母呢？”也有很多朋友好奇地问我，他们的名字是什么颜色的。通常我给出的答案都无法令他们满意，因为我给他们的颜色组合都不太好看。

不过朋友这样的分析并非没有道理，或许是刚接触文字时的一些特殊因素导致了这种情况。但我向家人反复求证，似乎在我小时候家里并没有类似的物件。

就这样，我带着这个隐隐的困扰过了二十几年。

一个很偶然的机会，我看到了一篇科普文章，认识了一个术语——“联觉”。我才意识到，在这个世界上，和我有类似情况的人还有很多。而我们这一类人还有一个酷酷的名字，叫作“联觉人”。

普通人也会有“联觉”

想象一下这样的场景：下雨的夜晚，屋子里播放着凄婉的音乐，给人带来忧伤的感觉。这是普通人都会有的体验，但很少有人能明确指出忧伤来自哪个音符、这种忧伤究竟是看到的还是听到的。人的各种感觉系统的信息来源和运行机制都不尽相同，可它们却并非完全独立工作，感觉信息在大脑中被分别处理的时候可能会相互作用。因此，在前面提到的场景中，我们得到了一个不可分割的“忧伤”的感觉。

不同感觉系统相互影响，最典型的例子是嗅觉与味觉的合作。当我们捏住鼻子，通过舌头来判断食物的种类时，成功率不会太高，即使像巧克力这样常见的食品也很难识别。

感觉系统相互影响还与时间顺序有关，前一种感觉信息的处理结果可能会影响后一种的处理。比方说，注视着身体的某个部分，可能会提高这部分皮肤的触觉敏感度，所以打针的时候医生会叫我们往别处看。

不同感觉之间的信息交流是必要的，但有些时候会出现异常。比如，白纸黑字的“2”给我带来了绿色的感觉，而有的人一听到莫扎特的音乐就会体验到奶油的味道，或者脑海中闪现出快速流动的“色彩斑斓的波纹”——类似一些播放软件自带的音频视觉特效。这种情况在学术上就称为“联觉”。

“联觉”和“共感觉”

早在 1690 年，就有关于“一个人感到喇叭发出的声音是猩红色”的文字记录。19 世纪末，这种异常生理现象得到了广泛研究，但随后不久便被认为是一种幻觉而遭到冷落。直到 20 世纪 80 年代，这种现象才重新引起研究者的兴趣，并以“synaesthesia（联觉）”的字样频繁出现在学术论文中。

英文synaesthesia由分别代表“联合”和“知觉”的两个希腊单词结合而成，中文通常翻译成“联觉”或“共感觉”。顾名思义，所谓联觉，就是某种感觉刺激在引起相应感知的同时，还会引发另一种感知，而这种能够带来额外感知的刺激却从未出现。

有研究说，联觉能力在联觉者的童年时期就已经具备，并且通常伴随终身。的确，直到现在我的那些伴随文字和声音而来的感觉依然非常强烈。这种伴随终身的感觉往往让很多联觉者不知道自己的感受不正常，认为别人也应该如此。《洛丽塔》的作者纳博科夫就是一位联觉人，他经常会跟母亲争执字母 b 是黄褐色还是橘红色、t 是淡黄绿色还是浅蓝色。很显然，他母亲也是一个联觉人。

彩虹般的电话号码

联觉的发生是自动的，无法刻意生成，也无法人为抑制。这一点可以由专门给联觉人制造麻烦的实验证明。我看到字母 A 会感知到深蓝色，但如果看一个红色的 A，我需要很努力才能说服自己看到的这个字母“A”是红色的。有研究表明，在这种情况下，联觉人判定字母真实色彩的时间要比普通人更长一些，因此这个方法也通常被用来验明实验参与者是否是真正的“联觉人”。

产生联觉的刺激和得到的联觉感知之间具有固定关联。我无论何时看到“sky”这个单词都会感到它是黄色的，另一位联觉者无论什么时候听到小提琴拉奏出的C大调，都会尝到冰淇淋的味道。这有别于普通人看到特定词语触发记忆产生的联想。正常人看到“天空”这个词，会联想到天空真实的颜色，比如说蓝色。此外，对联觉者来说，联觉感知与正常感知会同时出现——当我看到白纸黑字写着“星期三”，黄色的感觉和“星期三”这三个字的黑色字样会同时浮现在我的脑海中。

有人问过我，那些白底黑字的书或文章在我眼中是五颜六色、色彩斑斓的吗？事实并非如此。在我眼前的文字依然是黑色，但每个字符又分明带有某种颜色，仿佛文字上蒙着一层淡淡的半透明彩色图层。不过，当我试着回忆一段文章、一串数字、一个英文单词时，脑海中的字符却带有无比鲜明的色彩感。我还清楚记得小时候家里的电话号码，它带有彩虹般的顺序，红色开头，紫色结尾，只是颠倒了黄色和绿色的顺序。当我记忆一个英文单词的时候，它的首字母颜色会影响整个单词的颜色，比如 YELLOW，由于 Y 是蓝黑色，所以即使 L 是柠檬黄，整个字母看起来依然是蓝色的。

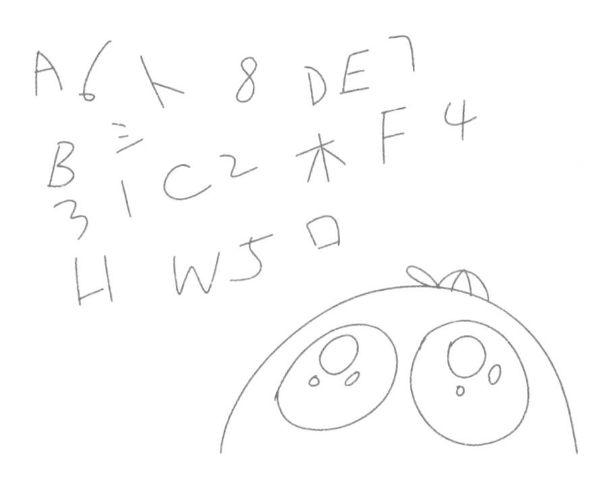

“看”到颜色本身投射在实体之外

目前，判断联觉的正式方法还没有确定，一位引领联觉研究的医生提出了一些指标。虽然不是所有人都同意这些标准，但可以当作判断联觉的起始点。根据这些指标，联觉感知有以下五个特征：

（1）不自主。不用刻意去想那种感觉，联觉是自然发生的。比如，我看到“原来是这样”的“原”字，不需要去想就分明能够感觉到它是深黄色。

（2）实体投射。联觉并非想象，而是真的“看”到颜色本身投射在实体之外。

（3）持久而稳定。对于同一个对象的联觉感知，每次都是相同的。比如，我感到的6一定是红色，9一定是紫色，从来没有发生过改变。

（4）难忘。联觉的第二衍生感知比第一感知更容易记忆。比如将“萝拉”这个名字和紫色联觉在一起的人，会记得这个名字是紫色的，而不一定记得住“萝拉”这个名字。我经常会搞混“周”和“杨”这两个姓氏，因为两者颜色非常接近。我早已忘记了少年时某位朋友的名字，但依然清晰记得他的名字由蓝色和绿色组成。

（5）情绪。联觉的感知或许会引起情绪反应。还是以我自己为例，我有时就会因为不喜欢某家餐厅名字的配色，而不愿意前往。

任何两个联觉者的联觉模式都不会完全相同

并非所有联觉者都拥有“看到字形触发颜色的感知”。从理论上讲，联觉可以发生在任意两种或两种以上的感觉之间。最常见的是视觉系统内的联觉，比如字形触发颜色，字形可以包括数字、字母、单词、汉字等。最常见的跨感觉系统的联觉通常是由声音产生颜色和味道。我也拥有这种联觉，我母亲的声音始终是棕黄色的，我自己的声音通常是浅红色。在联觉的分类上，这两种情况都属于较为常见的“视听类联觉”，即“字形→颜色”联觉和“声音→颜色”联觉。

我还有一种“空间顺序联觉”，这是在我知道“联觉”这个词并查阅了大量和联觉有关的资料之后才意识到的。空间顺序联觉，就是一年里的月份或一周的日子，在我脑海中有对应的精确的空间位置——1980年要比1990年更“远”，三月在我的左前方，六月在上方偏左，十月在右下方。

还有一些联觉者会因为字形、颜色等事物产生味觉关联，有的人看到粉红色就想到了铁锈的味道。还有一种联觉就比较麻烦了，叫作“镜触控联觉”，这类人看到电影情节中诸如刀伤、枪伤的画面，会有十分真实的疼痛感。我知道一个非常极端的例子，一个拥有这类联觉的人在切鸡爪的时候，手疼得把刀丢到地上。几乎所有感觉的组合都有可能发生在联觉上，也有一些人的联觉牵涉到三种或更多感觉，但这样的人很少。

在所有联觉感知中，颜色的出镜率最高。此外，联觉还是单向的，到目前为止没有发现例外。数字 6 和汽车喇叭声让我看到红色，但看到红色，我的耳边并不会响起汽车喇叭声，也不会看到数字“6”这个形状。

联觉还有一个有趣的特点，就是任何两个联觉者的联觉模式都不会完全相同。有几十位网友参与了一个数字与颜色联觉对应的统计，没有两个人的颜色对应是完全一致的。换句话说，一个联觉人可能认为“9”是蓝色的，而另一个联觉人会把“9”看成是橘黄色。

我们如何感知我们的世界

知道自己是联觉者之后，我也非常好奇，“联觉”这种神经科学上的现象到底有什么意义呢？联觉毕竟是一种异常的感知，也引发了研究者对其背后神经机制的浓厚兴趣。

很多研究者对联觉有兴趣，认为它或许能解开一些人类知觉的原理。在研究知觉领域，最大的谜团叫作“系统问题”，没有人知道我们是如何将所有的信息整合成一个完整的认知。当你看着花的时候，会看到颜色、形状，闻到香味，还能够摸到它的质感，而你的大脑在此时会试图将这些信息统合成一个花的概念。研究联觉，或许可以帮助我们了解“我们是如何感知我们的世界”。

草莓味或醋味的《贝多芬命运交响曲》

究竟是什么原因导致了这种联觉现象呢？最容易想到的解释是：在处理不同感觉信息的通路间存在着异常的神经联结。比如，当我看到“星期三”这个词的时候，视觉系统内专门负责处理形状信息的细胞会做出反应，但此时却又通过了某些异常的神经元之间的联结，使本应只处理深黄色信息的细胞同时兴奋起来，结果深黄色的“星期三”便跃然纸上。举一个通俗一点的例子：一个开关本来只应打开客厅的灯，但是因为布线的时候与开关多连了一根线，导致开灯的同时，家里的电风扇也被打开了。同样的道理，听觉系统和味觉系统间的异常联结，带来了草莓味或醋味的《贝多芬命运交响曲》。

大家可能觉得，是不是那些额外生长出来的神经元联结引发了联觉呢？其实刚好相反，是那些本应该消失的神经联结没有消失才产生了联觉。一些研究者相信，每个人在婴儿时期都存在某种形式的联觉，因为大脑在早期发育过程中不是生成新的神经，而是将某些不必要、或用处不大的联结“砍”掉，以便让大脑的运作更经济、更高效。从某种程度上说，我们每个人都曾经是联觉人。当我们还是婴儿的时候，妈妈的声音带有甜甜的色彩和温暖的香气，只是大部分人已经遗忘了这段经历。而由于某种原因，联觉人脑中的一些多余联结被保留了下来，令联觉人能够体验到只属于自己的那份独特感受。

可能与 X 染色体相关

我父母并非是联觉者，但是有很多一家都是联觉人的例子，有的甚至各擅其长。比如，妈妈看见数字感受到颜色，儿子听到声音感受到味道。研究者由此推测，联觉可能和遗传有关，当然也受后天环境的制约和影响。

有数据显示，联觉人的男女比例大概是 1 : 5，因此联觉很可能是与 X 染色体相关的某种遗传特性。另外，联觉人中左撇子的比例较一般人要多。同时要强调的是，联觉不是一种疾病，或者说，它并不是由于某种生理上的缺陷和障碍而导致的。

世界上到底有多少“联觉人”呢？

1883 年对联觉的首次估算结果显示，大约每 20 人中就有一个是联觉人。到了 20 世纪 80 年代，看法就很悲观了，最夸张的一个数字是 25 万人当中可能才有一个联觉人。1996 年，联觉研究学者拜伦 · 科恩和他的同事得出的结论是，至少 2 000 人中就有一个联觉者。而最近一次大规模调查显示，可能每 30 个人中就有一人至少拥有一种联觉经验，只是大部分人没有意识到自己如此与众不同。

当然，联觉者的比例是否真的如此之高，还有待进一步证实。我自己也调查了身边的朋友。到目前为止，我身边没有发现和我一样的联觉者。我想对这本书的读者做一个调查，如果你刚好也有和我类似的经历，或者有其他类似于联觉的感受，欢迎到“叨科学”公众号、百度贴吧、我的个人微博联系我，真心希望能和更多像我一样的联觉者好好交流。

如果你觉得你自己并不符合联觉人的条件，那也可以测一测你身边的人。教大家一个非常简单的测试方法：以三秒钟一个的速度随机读一串 0~9 之间的数字，比如 7，9，4，0，3，8，2，5，1，6。在每个数字读完后，要求对方写下这些数字及其对应的颜色，收集这些答案为“答案一”；然后，隔几个星期再重复一次这个实验，改变数字的顺序，比如换成 3，6，5，9，4，1，7，0，5，2，8，收集这些答案为“答案二”。这时，你就可以比较答案一和答案二，一个有联觉的人在答案一及答案二中数字及颜色的配对应该是全部相同的。如果你发现了身边有这样的朋友，也真心希望你能够把这篇文章推荐给他，因为他极有可能就是一个联觉人，并且很可能根本没有意识到自己的与众不同。

最后，我想和大家分享一首诗，来自早期象征主义诗歌的代表人物、19 世纪法国著名诗人兰波的一首十四行诗，名字就叫作《元音》。

元音们，

有一天我要泄露你们隐秘的起源：

A，苍蝇身上的毛茸茸的黑背心，

围着恶臭嗡嗡旋转，阴暗的海湾；

E，雾气和帐幕的纯真，冰川的傲峰，

白的帝王，繁星似的小白花在微颤；

I，殷红的吐出的血，美丽的朱唇边，

在怒火中或忏悔的醉态中的笑容；

U，碧海的周期和神秘的振幅，

布满牲畜的牧场的和平，那炼金术

刻在勤奋的额上皱纹中的和平；

O，至上的号角，充满奇异刺耳的音波，

天体和天使们穿越其间的静默：

噢，奥美加，她明亮的紫色的眼睛！

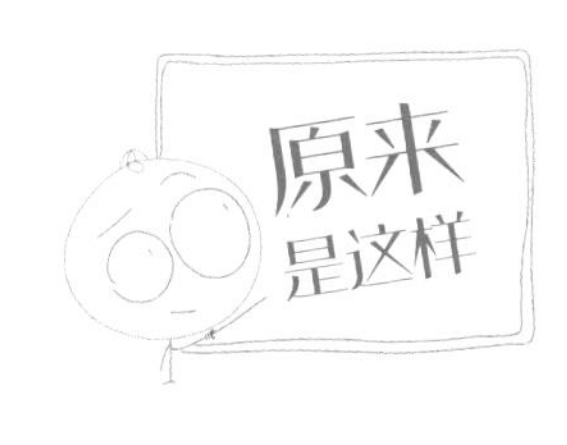

这些名人都是联觉人

联觉并不总是带来烦恼或毫无用处。因为每个数字都代表一种颜色，所以我很容易就能记住电话号码。由于具有空间联觉，再加上代表时间概念的数字本身是有颜色的，我也非常容易记住一些特殊的日子，所以我通常不会忘记朋友的生日，高中时的历史成绩也的确非常突出。

有研究表明，联觉者往往拥有更好的空间记忆能力和创造力，而这些天分在文学、艺术领域最有用武之地。有一些研究者推测，很多创造出惊人作品的作家、画家所描绘出来的意境，可能并不是凭空想象，或许他们正是联觉人。物理学家费曼、作曲家李斯特，均在联觉名人榜上占有一席之地。也有人推测，中国的著名作家朱自清可能也是联觉人。大家仔细回忆他的经典散文，是不是其中也有一些奇怪的联觉特质呢?

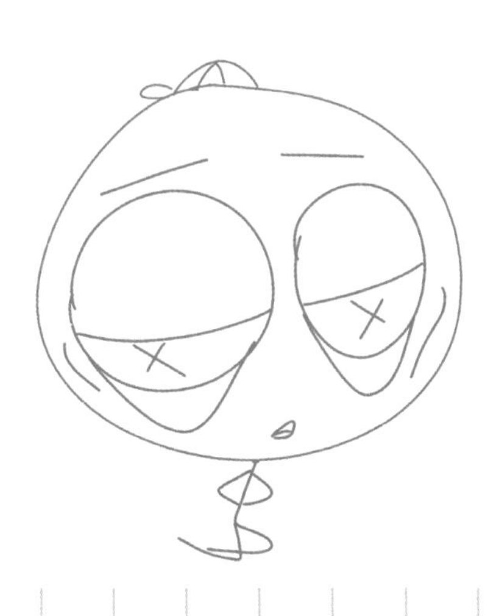

4 我们大脑里那些嵌套的抽屉和柜子

对语言的认知是说话的基础，如果听不懂别人的话，我们也就不知道该说什么。本篇就来试图搞懂大脑是如何认知语言的。

第一步就是如何学习语言。如何学习语言一直是语言学家和心理学家热衷于研究的问题。语言学家通常认为，我们对于字或词的认识可以分为三个部分：语意、句法和字形。语意就是词的意思，比方说“面包”，说这个词和听到这个词的人都知道它指的是什么东西。而句法包含了它的词性、如何使用等。还是拿面包举例，我们都知道面包是一个名词，而不是动词，所以会说“我吃了面包”或者说“我买了面包”，但是不会说“我面包了某人”。

字形不仅仅指的是我们看到的这个字本身，还包括它的一些变形。在我们的中文当中是没有这种变形的，不过英文中有很多，比如说名词的复数要加“s”，还有一些其他特殊的变化。

回到最开始的那个问题，面包、牛奶这些单纯的发音到我们真正理解这些词到底是什么意思，这中间究竟发生了什么？

存放语义的“颞叶”

前面讲过大脑的几个部位，也介绍了大脑的大致结构划分：额头的前额叶是大脑的决策中心，头顶的顶叶负责本体感觉，再往后是负责视觉的枕叶。接下来要说的是以上三大区域之外的第四大区域，叫作颞叶。它的位置在耳朵上半部分以及耳朵前面的区域，主要负责接收听觉信息。“颞”这个字指头颅两侧靠近耳朵的部分，大脑这些区域的命名在汉语语境当中非常直观，也方便大家来学习记忆。

虽然说起来很简单，每个脑区好像都有它负责的功能，分工非常明确。但其实大脑的运作是各个部门相互结合的，而每一个部门负责的也不仅仅是单一的功能。颞叶除了接收听觉信号之外，还有一个非常重要的功能就是掌管语意记忆。

语意记忆是指把符号和相应的意思匹配起来，比如看到一张马的图片，我就知道这是一匹马。但是我不是天生就知道这个动物叫马，或者说马就是这个动物，而是后天学习掌握的。小时候爸爸妈妈会拿很多卡片教我，说这是小狗、这是小猫、这个是苹果 …… 由此形成的这种记忆就是语意记忆，以后再看到小狗的图片，就知道它是什么意思。

如果一个人的颞叶受损了，语意记忆的功能丧失了，会出现什么情况呢？如果是这样的话，给他看一张狗的图片，问他这是什么，他可能会告诉你这是一种动物，毛茸茸的、四条腿、会叫、或许也会咬人。会列举出很多很多关于狗的特性，而且都对，但就是说不出“狗”这个字。他的发声系统完全正常，只不过不知道图片上那只毛茸茸的小动物的名字叫狗，无法对应。

奇怪的是，他虽然不知道这个动物就是狗，却知道这是一种动物，他能够说出关于狗的许多特性，但是对于“狗”这个概念却完全陌生。所以语言学家提出，人类的语意记忆或许是一个归类的过程，并不是把学到的词一股脑都丢进脑袋了，而是一个个小抽屉里分门别类，几个有关联的小抽屉又会聚拢到一起组成一个小柜子。同一样东西可以同时出现在不同的抽屉里。

比如我们会把小狗放在一个叫“动物”的抽屉里，同时它又会出现在“有毛的东西”这个抽屉里。叫“动物”的抽屉可能又会放在一个叫“生物”的柜子里，所以我们对语意的理解是嵌套的。

嵌套有很多层，在小狗和动物之间还可以分成哺乳动物、脊椎动物、犬科动物。而在小狗这个抽屉里也可以继续分层，比如宠物犬、警犬、牧羊犬。在这样的小盒子里，每个小盒子又可以再细分下去。

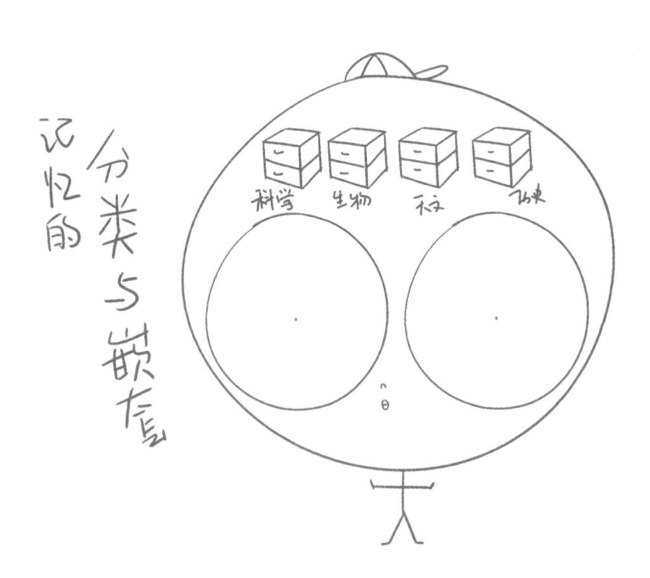

回到前面提到的颞叶，在前面举的这个例子中，这个病人不知道狗是什么，就相当于贴了小狗的标签的抽屉坏了。这样他就无法读取里面的信息，但是他依然知道这个抽屉是在哪个柜子里。所以说他能说出动物，说出毛茸茸的，说出四条腿，但是他就是说不出这个是狗。

各个不同的柜子分别藏在哪里呢？科学家们也是有研究的，在扫描一些语意失智症病人的脑部之后发现，在颞叶下部的前端可能摆了一个和人有关的柜子，如果这个地方坏了我们就会叫不出人名给这样的病人看一个同学的照片，他可能知道这是他的同学，这个同学平时喜欢做什么、有什么口头禅、成绩不太好、经常被老师批评，但就是叫不出这个同学的名字。

这个感觉跟阿茨海默症有一点像，阿茨海默症最初的病变的确也发生在颞叶。目前认为存放动物的柜子是在颞叶的中段，在颞叶的后端则是和工具有关的柜子。所以不同部位的颞叶受损，表现出来的语意缺失也会不一样。

这些抽屉和柜子里其实是放了各种各样的概念，如果有一天我们的抽屉损坏了，我们很有可能就会失去对某些词的概念。但是还有一些人，他们的抽屉明明完好无损，识别物体也没有问题，也能够听懂别人说的话，却说不出完整的句子。

组织语句的“布罗卡”

有一个 19 岁的女孩儿，因为一场中风，突然不能流利地说话了，只能说单词，就连单词也要想很久才能说出来。要让她说一句完整的句子几乎是不可能的。如果问她：“你今天做了什么？”她可能会说：“我、学校、吃饭、家。”熟悉她的人应该能够猜出来其她想表达的意思，就是今天我去了学校，在学校吃饭，吃完饭后回家。可她就是连不成句子，非常痛苦。虽然她的语意功能是完好的，句法功能却丧失了。

回到 19 世纪，有一位名叫布罗卡的法国医生为语言研究做出了巨大的贡献。1861 年，一位在疯人院居住了 30 年的患者找到布罗卡医生。此人的病很奇怪，他能听懂别人说的话，自己却说不了话，只能说一个词 —— ten。

起初，布罗卡想会不会是病人的发声器官出了问题，发不出声音，但检查后发现发声器官和喉咙的肌肉没有任何问题。这名患者去世之后，布罗卡仔细研究病人的大脑。结果发现患者大脑左半球的额叶有一处损伤，这个区域后来就被命名为布罗卡区，它主要负责语言的产生。这个区域一旦受损，就会出现这种症状，也就是布罗卡失语症，或者叫表达性失语症。

这种病症目前还没有统一有效的治疗方法，因为失语症其实是一个症状群，而不是具体的病因。很多情况都可能会导致失语症，所以只能根据患者的具体情况来做针对性治疗。

理解语言的“韦尼克”

说到失语症，除了布罗卡，还有一个与之齐名的叫韦尼克。韦尼克是一位德国医生，他发现了大脑当中另一个和语言相关的重要脑区，后来它被命名为韦尼克区。

韦尼克区受损的病人会出现另一种失语症的情况，这种情况和我们前面提到的布罗卡失语症很不一样。他们不是说话断断续续，相反，他们可以不停地说，但是说出来的话没有任何意义。

其实失语症可以理解为是一种语言交流功能障碍，对于布罗卡失语症的患者来说，他们可以理解别人的话，使用正确的词来表达自己的意思，但是要把这些话流利地说出来却很困难。韦尼克失语症恰巧相反，患者能够很流利地说，不间断地说，但是说的话没有意义，发出来的音可能无法构成一个词。他们对于别人说的话也存在理解障碍。

布罗卡区主要负责我们遣词造句的能力，而韦尼克区负责的是语言理解能力。布罗卡区在太阳穴的位置，韦尼克区是在耳朵往上一点的地方。如果把大脑纵向三等分的话，这两个区域差不多就在两个等分点的位置。

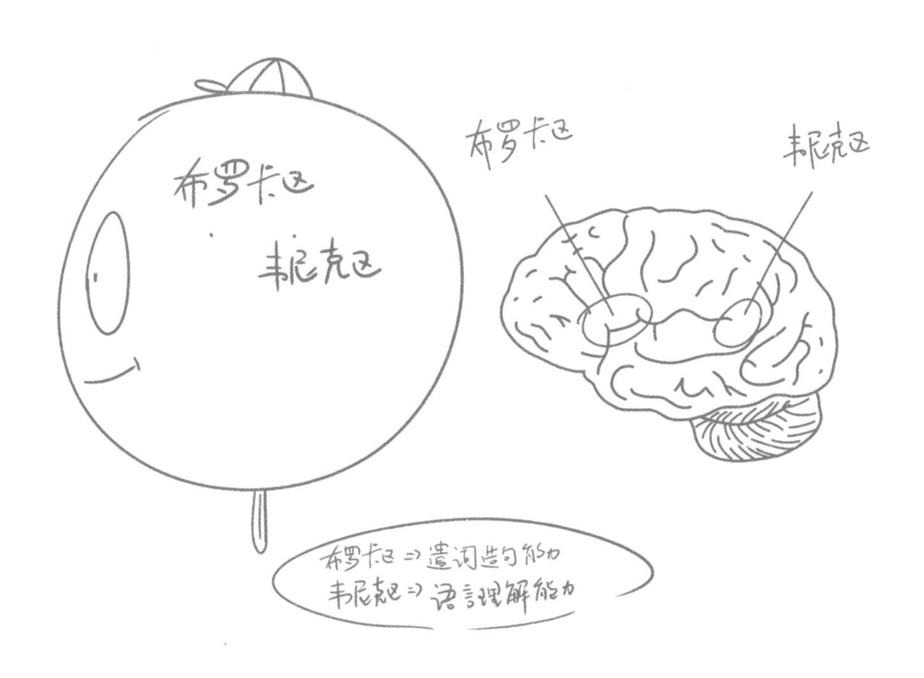

动物会说话吗?

说完了人类说话的过程，那么其他动物呢？它们会说话吗？首先我们要知道动物肯定会相互交流，至于交流的方式是通过声音还是气味，或者别的什么就不一定了。哺乳动物当中，像鲸鱼、海豚、蝙蝠，这些动物是会说话的。许多鸟类，比如我们熟悉的鹦鹉，也是会说话的。所谓的说话不是说它们能够用声音来交流，而是指它们具有声音学习的能力。大部分的哺乳动物，比如说猴子、猫、狗，虽然也可以用声音来交流，但是这些声音不是后天习得的，而是天生就会。

现阶段对于动物语言的研究认为，动物的交流方式还不能称为真正的语言，只是看看它们能不能学会新的发音，离背单词还远着呢。毕竟没有谁家的鹦鹉会直接开口说“主人我饿了，我要吃东西”。给了食物以后，也不会说“谢谢”。

鸟类学家发现，在美国北加州有一种常见的鸟叫作白冠麻雀，这种麻雀在不同的地区都有分布，虽然都是同一个品种，叫声却不一样，叫的调调也不一样。不仅在不同的地区有音调的差异，同一地区的白冠麻雀各自的嗓音还都不一样。所以科学家开了“脑洞”，他们觉得这种鸟或许真的有语言，甚至还有方言。研究还发现，如果把其中一只鸟和别的鸟隔开，让它听不到同伴的鸣叫，它虽然还能够唱歌，但是歌声会变得相对简单。

它是否能够通过同伴的叫声来学习新的词汇呢？这是一个很大的“脑洞”。如果用某种方式让它听不到自己的声音，它就根本不能唱歌了，只能发出一些不连贯的声音。

那些先天性耳聋的人也很难开口说话，也是同样的道理。所以听觉在我们的语言学习中扮演了相当重要的角色，通过模仿别人说话，也使得我们最终学会了说话。

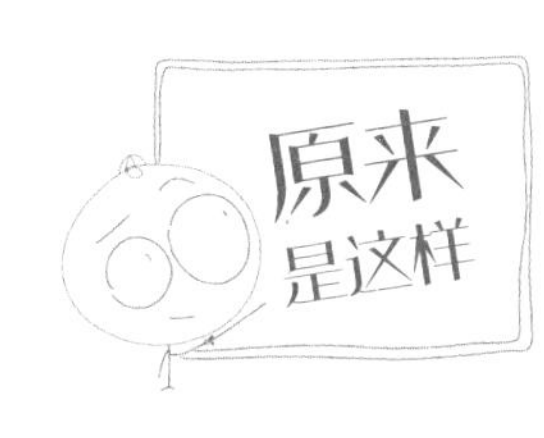

语言是如何形成的？

关于语言这个话题，有很多值得思考的地方，其中最有趣的就是语言是如何产生的。语言的发展和演化经历了一个相当漫长的过程。关于语言的起源有很多著名的理论，这里主要讲三种。

理论一：摹声说

第一个理论是摹声说，它还有一个好听的名字叫汪汪理论，英文叫 Woof Woof 理论。远古时代，人类不断地模仿荒野里的动物叫声，语言由此发展而来。

我们现在使用的象声词似乎是对这个理论最佳的证明。拟声词模仿自然界的声音，却又存在一些差异，比如关于狗的叫声，在汉语当中是汪汪，在英语当中是 woof woof。如果你看过有关全世界各地语言中动物叫声拟声词的视频，会发现差异非常大，这也产生了另一个思考，就是这一项理论其实缺乏有力的证据。不过可以肯定的是，人类的语言的确带有一种模仿自然界声音的特性。如果用汪汪理论解释名词也能说得通，比如汉语中说这只汪，这只喵，其实大家都能够理解，日文当中还有汪酱喵酱，就是小猫小狗。但是说到表达情感的词，用汪汪理论就没法解释了。这就要说到第二个理论 —— 感叹说，也叫噗噗说。

理论二：感叹说

这个理论是说，我们的祖先在艰苦的生活中经常会本能地发出一些表达痛苦、生气或高兴的声音，比如人类语言当中普遍存在的感叹词“哇、啊”诸如此类。很多元音都具有感叹词的功能，不过这一理论也存在一个明显的缺陷，那就是几乎所有语言中的感叹词都是极其有限的，无法体现语言丰富多彩的特性，比如说“哦、哎哟”这些词，它们和语言发音系统似乎没有必然的联系。

理论三：杭育说

第三个理论叫杭育说。就是在抬东西或是打夯的时候，集体劳动的时候大家发出的呼喊声，“呦嘿呦、呦嘿呦”，所以呢，它还有一个名字叫呦嘿呦理论。

顾名思义，这个理论就是指原始人在一起劳动的时候发出的有节奏的声响，语言是一种社会性的行为，必须用来交流，这种声响就渐渐变成了单调的语调，再发展成了语言。这种带有节奏的声音，与我们现在的语言相差甚远，所以说这个理论也只能算是一种推测。

关于语言的起源，目前还没有一个最合理的科学解释，但是我们现在能够确信的是，语言的演化离不开历史、社会、文化环境。

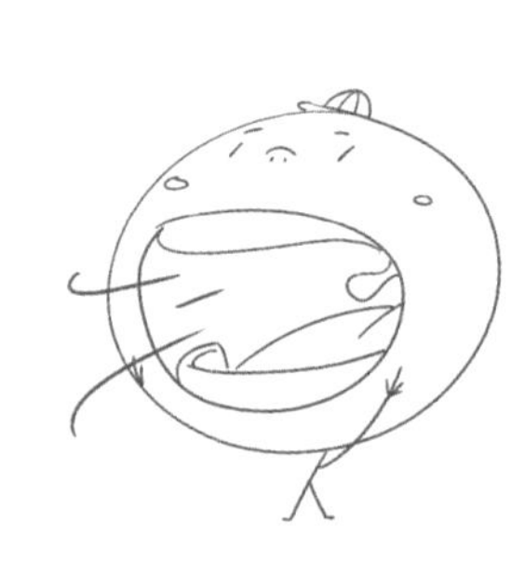

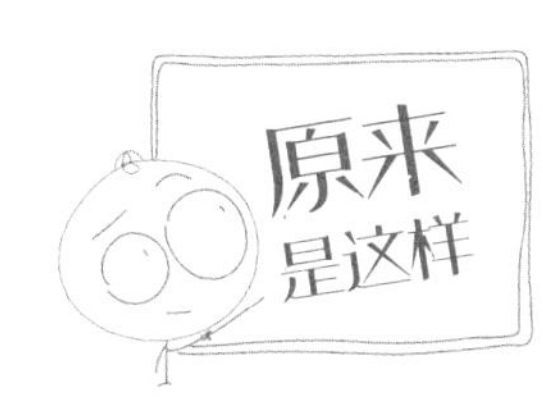

学外语越早越好吗?

语言是天生的吗?

行为主义心理学认为，我们的任何行为，都是在环境影响下不断强化的结果。语言也是如此。刚开始，小孩子只会“咿咿呀呀”，胡乱发出一些声响。在这些声音当中，可能刚好有一些比较像在“说话”，这时大人们就会表现得很兴奋。于是，宝宝们开始频繁地发出这些声音，而那些不像是“语言”的发音就渐渐地从发音体系中消失了。

这个理论似乎很有道理，但我们观察发现，事实刚好相反，很多父母在和孩子互动时，会故意模仿孩子的发音，而这些孩子并没有更晚学会开口说话。

于是交互理论登场，认为语言的发展是随着大脑发育完成的，这是先天因素。与此同时，在发展的过程中又会受到环境的影响，这是后天因素。因此是先天与后天交互影响的。

外语有没有可能变成母语?

什么是母语？通常认为，三岁以前构建起来的较为完整的语言体系，可以称为母语。它有一个非常明显的特点就是“直觉”，不需要去思考语法、发音，张口就来，而且很多用法我们自己也讲不清为什么，就是知道该这样说。三岁以后学习的语言，再怎么熟练也只能达到接近母语水平，它缺少母语独有的“直觉”。

事实上，就算外语说得再流利的人，还是能够明显感觉到自己是在说一门外语，不会误以为是在说母语。骗得了别人，骗不了自己。

学外语越早越好吗?

我们来看两个研究。在一项研究中，实验者招募了 240 名在美国定居的韩国人，他们平均在美国生活了 15 年。但是他们初到美国时的年龄不一样，最小的是一岁就到了美国，最大的是 23 岁才去。研究者请来母语是英语的人，给他们的口音和语法打分，结果得到了下面两张图:

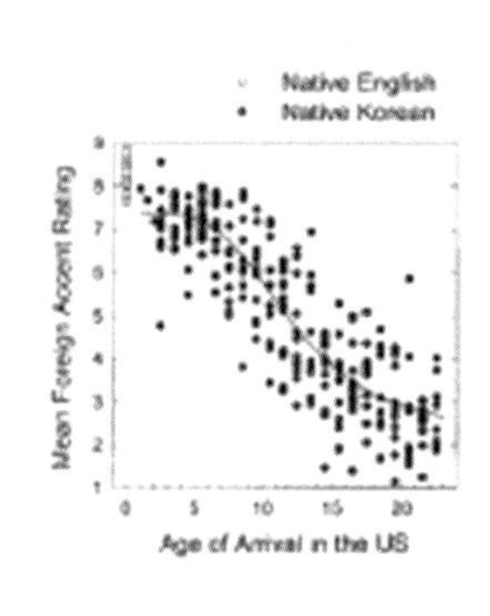

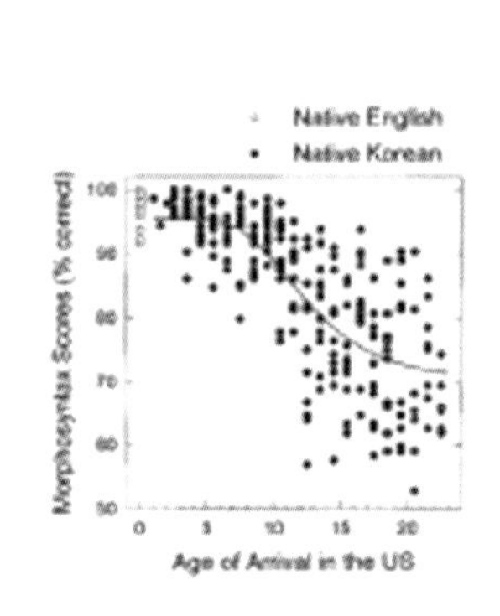

口音（左） 语法（右） Flege et al., 1999

大概的结论是：6 岁前进入双语环境，效果最好；6 岁以后效果就越来越差；超过 15 岁，年龄的影响又不大了。当然，每一个个体都是不一样的，晚去的人比早去的人英语说得好，这样的例子也很多。

还有一项研究是对起始年龄不同的外语学习者进行了大脑扫描。结果发现，双语者大脑中该区域的灰质密度要明显高于单语言者，而早期双语者（5 岁前开始学外语，且一直在练习）的灰质密度又要明显高于晚期双语者（10 ~ 15 岁才开始学外语）；而灰质密度与外语的流利程度，也呈现出正相关。

实验得到的只是相关性，并不代表因果性。我们不排除其他的可能，比如越早学习外语的孩子，家庭条件可能会更好一些，所以他们大脑的灰质密度也比较高。同时，由于父母的受教育程度或许比较高，因此孩子也学得比较好。这些都是可能的因素。不过研究者倾向于认为，这种大脑结构的改变应该和学外语有关。

多语言环境会让孩子混乱吗?

事实上，小孩子会自己分辨不同的语言，虽然我们不知道这件事情他们是如何做到的。我们很多人都是在双语环境中长大的，最典型的是“普通话+方言”。虽然有时可能会说出“方言普通话”，但我们通常不会觉得自己会将方言和普通话搞混。

有没有可能培养“十母语”超人？！

这里不得不泼冷水了，理论上是不太可能的。有研究表明，如果一门语言要达到和单母语者相同的水平，也就是说，如果我的英语要讲得和只会说英语的人一样好，那么我从小接触英语的时间不能低于 40%。对应一天24小时不睡觉的话，至少要有 9.6 个小时沉浸在外语环境中。

所以，我们会看到“双母语”，但几乎没有“三母语”，因为同时三种语言的话，必然有一种接触时间少于 40%。至于想要培养精通汉、英、法、西、德、俄、葡、日、韩等“十种母语”超级宝宝，这样的梦想，还是省省吧。

过早学外语有没有副作用?

在一项针对“西班牙语–英语”双语者的研究中，研究人员发现，如果单看其中一门语言，双语儿童不论是词汇量还是语法成绩，都会明显不如单语言儿童。也就是说，和只西班牙语儿童比，他们比不过；和只说英语孩子比，他们也比不过。但如果算上两种语言的总词汇量，又是相当的。因此，“多”和“精”难以兼得，就看怎么取舍了。

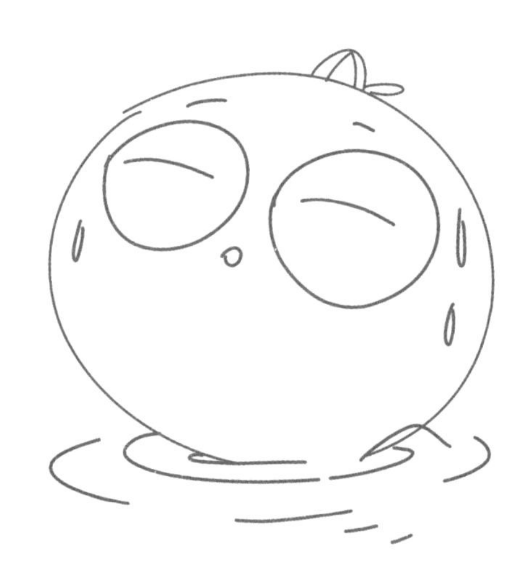

5 “裂脑人”的世界！左右互搏还是互通有无？

如果大家玩过 3D 大脑模型拼接的话，会发现，在左脑和右脑中间，有一条很深的裂缝，正是这条裂缝，让我们可以区分大脑的左半球和右半球。

从形态上讲，大脑是两个独立的半球，只是在中间有一个很小的零部件，把它们连接起来。但是从功能上说，这两个半球之间是完全“互通有无”的，也就是说，我们从实体上看，左右脑之间只有中间的一小部分是连起来的，但彼此的信息是完全共享的，并且是不可割裂的。除非，我们成了“裂脑人”……

大脑的“老茧”

过去，人们对大脑的了解非常非常有限。早在古罗马时代，人们就发现，在大脑的两个半球中间，有个硬硬的东西连在一起。它是做什么用的？没有人知道。一开始，人们猜测，它可能是起到支撑的作用——要把我们的脑袋撑起来。后来，也有一些科学家认为，它可能是我们所谓“灵魂”待的地方，因为它恰好位于大脑的正中间。当然，我们现在知道，这些猜测都是不正确的。人们真正开始研究“胼胝体”要从18世纪说起。

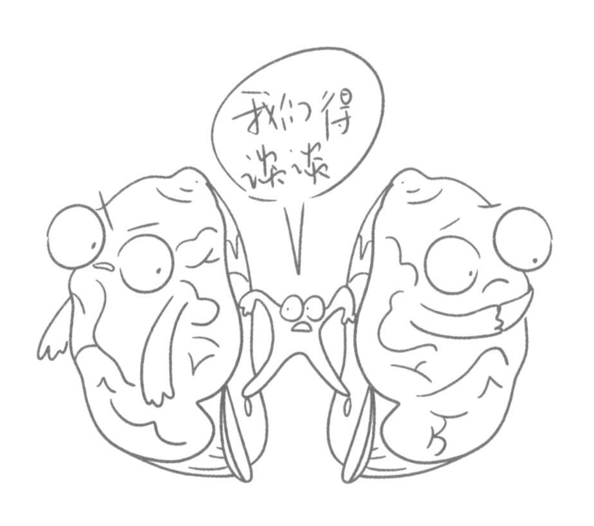

“胼胝”这个词在词典上的解释是：手掌或脚底因长期摩擦而生的厚皮。说得通俗点，就是老茧。老茧是怎么样的？硬硬的对不对？所以“胼胝体”就是大脑里面一个非常坚硬的组织。难怪有人觉得，它是大脑的“支架”。

1749 年，人类在狗的身上首次尝试了胼胝体切除实验，结果发现，好像没什么反应，小狗依然活蹦乱跳的。于是，在 20 世纪 40 年代，它便成为医院的一项手术，用来防止癫痫从一侧大脑扩散到另外一侧。而在手术后，也的确没有发现病人有明显异常，他们的智力没有受到影响，认知功能似乎也和以前一样。所以当时大多数人都相信，这东西没什么实质性的作用，也就是一个大脑支架罢了。

但是，故事要开始转折了。

慢慢地，问题开始显现。有病人报告，他的左手不听使唤：右手刚解开扣子，左手又把它给扣上了，就好像小说里的“左右互搏”。也有时候，他们的左手会做出一些奇怪的举动，比方说，会去打医生，或者拿起桌上的杯子往地上砸，别人问他为什么要这样做，他却说不出来，他说我没想要这么做，但好像就是管不住我的左手。

为什么是“左手”不听使唤？因为我们大多数人都是右利手，也就是左脑具有主控权，如果两个脑袋分裂了，左边的指令传不到右边，那么左手就会不听指挥。相反，如果是左撇子，就是右手不听使唤了。

通常这样的情况，在一段时间后会自行消失，毕竟，大脑的可塑性是非常强大的，它会不断地自我调整、自我改变，来适应新的需求。就像眼盲的人，听力和触觉会比普通人敏感，也是大脑根据实际情况不断调整的结果。

“裂脑人”的世界

虽然从表面上看，患者好像没有再出现“左右互搏”的情况，但是研究人员发现了一个更为奇特的现象。

在实验中，这些病人作为被试者，被要求盯着电脑屏幕正中的一个点看，然后，在左侧屏幕上突然闪一下某个图像，时间不超过150毫秒，这个时间是非常短的，眼睛根本来不及从刚才注视的点移过去，这样一来，就保证了这个图像只会出现在被试者的右侧大脑中。

这里有点绕，我们来理一理思路。我们知道，身体和脑子是反过来的，左脑管右边、右脑管左边。对于视觉而言，就是左边的视野传到右脑、右边的视野传到左脑。大部分人会觉得，左眼看到的东西进入右脑、右眼看到的东西进入左脑。其实不是，这里的“左右”指的不是左眼和右眼，而是左侧视野和右侧视野。

现在，我们保证了这个图像只会出现在被试者的左侧视野内，也就是说，这个图像信息只能传到右脑，左脑是不可能知道有这个图像存在的。同时，我们大脑的语言中枢在左脑，我们叫 dominant hemisphere，就是具有主控权的那个半脑，对于右撇子的话就是左脑了。所以这个时候，如果你问他，看到了什么？他会说不出来，因为负责“说话”的左脑其实没“看”到这张图。

怎么办呢？研究者想出了一个办法 —— 让他们画出来，当然，是用左手画。但是，在画的时候，他们是看不到自己画了什么的，他们要把手伸到一块挡板后面“盲画”。

刚刚我们说的是实验的思路。具体在操作的时候，研究者会在屏幕的左右两边同时闪现一个单词，比如左边是“锤子”，右边是“雨伞”，然后问被试者，你看到了什么？被试者会说，“雨伞”吧？因为负责语言的左脑只能看到右边的“雨伞”。

然后，研究者让他们伸出左手，到挡板后面把刚才看到的东西画出来，他们会画什么？“锤子”！

为什么说的和画的不一样？他们的回答很有意思，“嗯 …… 我也不知道 …… 可能是因为它们长得比较像吧，都是细细长长的 ……”

尽管他们知道自己的回答“自相矛盾”，但还是会找各种理由来“自圆其说”。所以，尽管大脑分裂了，但是在意识层面，他们依然在寻求统一。

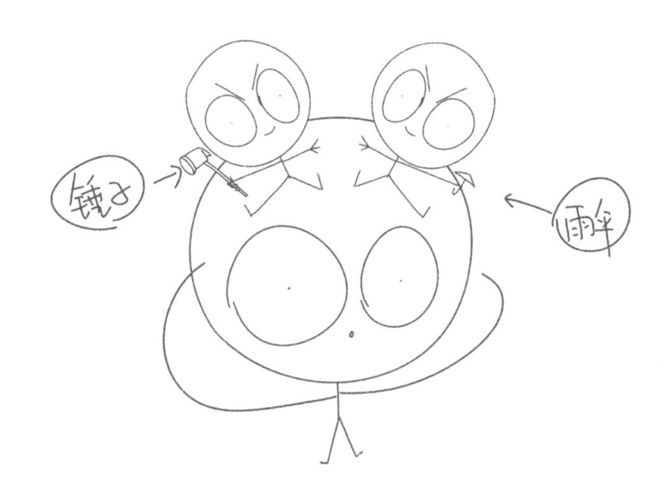

左脑无法理解语言吗?

这个实验还有一系列后续。我们前面说，左脑是负责语言的，那么是否意味着，右脑就无法理解语言呢？并不是。如果我们只在屏幕的左侧闪现一个单词，然后问他，你看到了什么？他会说，什么都没看到。可是，如果我们让他用左手从挡板后面摸出刚才看到的单词所对应的物体，他是可以做到的。也就是说，如果我给他的右脑看“香蕉”这个词，然后在挡板后面放了苹果、橘子、香蕉、西瓜等各种各样的水果，他伸左手到挡板后面，是可以准确知道要拿香蕉的。是不是很神奇？

还有一个实验，是在挡板后面放了一些字母形状塑料模型，然后让被试者用左手把这些字母拼出各种各样的单词，他们很容易就可以完成。但是，如果你问他，你刚才拼的是什么单词？他就完全说不上来了。

所以，左脑其实负责的是“说话”，而“语言”的范围要比“说话”广得多。虽然右脑无法描绘出所看到的东西，但不代表它们什么都不知道。

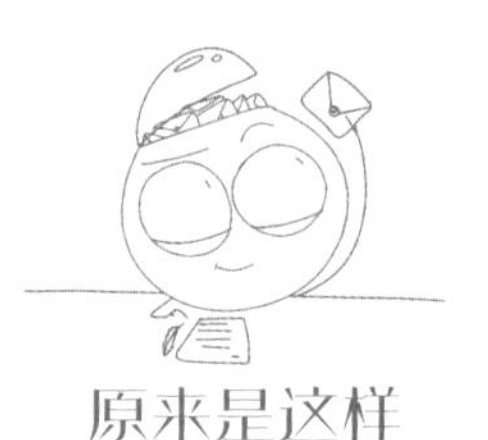

大脑是一个不可分割的整体

我们常常会听到“左右脑分工”的理论，很多人在说这些的时候，都会搬出“裂脑人”实验，说你看，左脑和右脑负责的东西就是不一样的。但其实仔细想想，这个研究并没有强调说大脑两边是分开工作的，相反，它向我们展示了左右脑的沟通和交流是多么重要！

有些时候，或许是媒体的过度解读，或许是人们更喜欢或者更乐于接受这样一个“分工”的故事。然而事实上，大脑是一个不可分割的整体，尽管在某些功能上会有所侧重，但更主要的是协同配合。

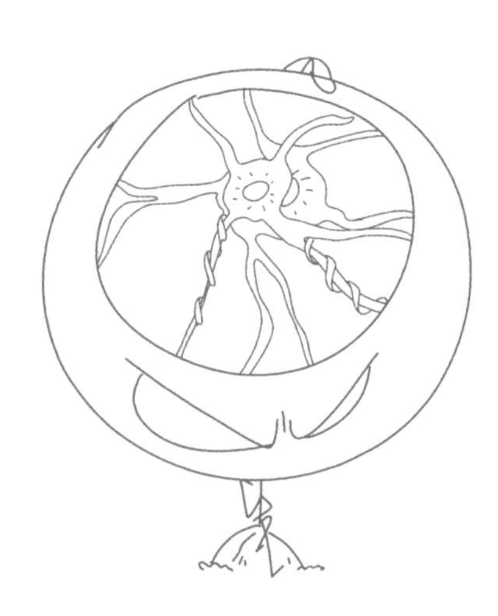

第二篇

感官原来是这样

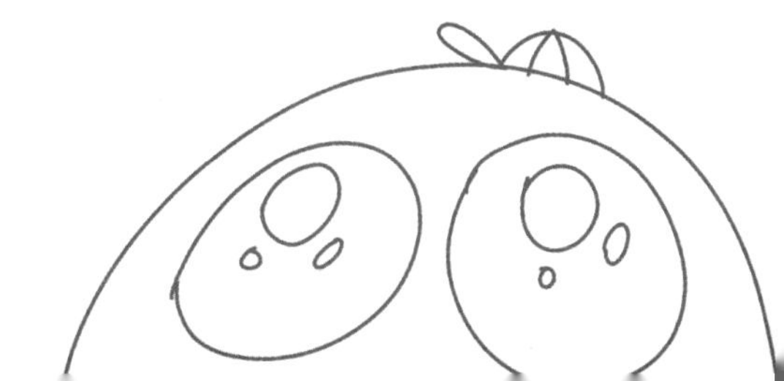

关于眼睛的实验课

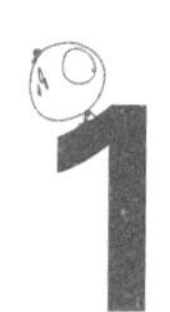

眼睛的主要成分是水

人的眼球大致可以分为两部分 —— 大球和大球前面微微凸起的部分。凸起的这部分主要是角膜和晶状体，它们一起负责 “聚焦”功能，让眼睛能够把东西看清楚。而后面那个大球里面主要是玻璃体，占到了整个眼球的 80%。玻璃体后方的眼球壁上是视网膜。角膜、晶状体、玻璃体、视网膜，这些名词听起来很熟悉，比如我们经常会听到捐献角膜、晶状体混浊、玻璃体混浊、视网膜脱落等。

如果玻璃体出现问题，液化、变性，就会导致视网膜脱落，因为玻璃体的一个重要作用就是支撑视网膜。玻璃体，听名字就知道，应该是一个透明的球体，或者准确地说，是一个透明的凝胶体。如果玻璃体内出现了一些不透明的东西，就是玻璃体混浊，也叫“飞蚊症”。这时就会感觉眼前总有一个小飞虫，抓也抓不到，揉眼睛也没用。

玻璃体里面没有血管，它的主要成分就是水，我们可以把它想象成一个漂亮的水晶球。在这个水晶球前方有一个凹面，正好能够容纳晶状体。晶状体也是一个有弹性的透明体，它的弹性比玻璃体大很多，形状和玻璃体也不一样。玻璃体几乎是个圆球状，而晶状体是扁圆形，直径大约是 9 ~ 10 毫米，厚度是 4 ~ 5 毫米。这么一个很“Q”的东西就躲在瞳孔后面，如果不好好爱惜它，让它变得混浊了，就会得白内障。随着年龄的增长，它的弹性越来越差，就变成了我们熟悉的老花眼。晶状体是负责聚焦的，如果弹性不足，不能够很好地自我调节，得了老花眼，就需要戴眼镜，人为帮助聚焦。

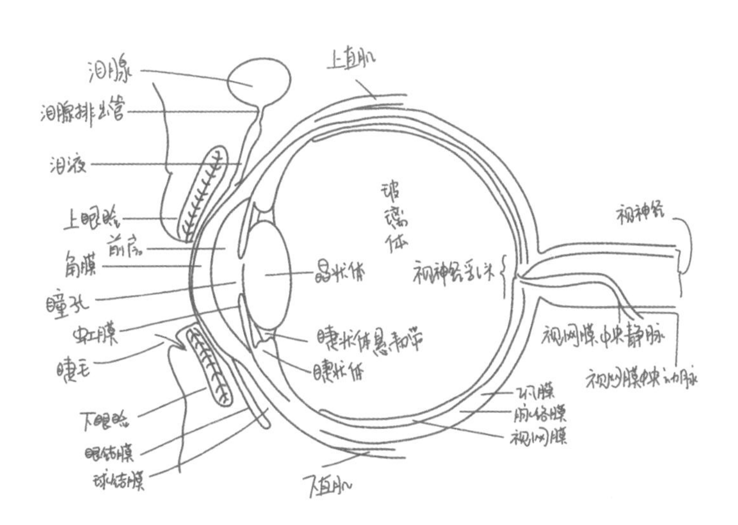

说到眼睛，有一个很好的比喻，就是照相机。瞳孔好比光圈，可以放大或缩小来控制进光量。晶状体相当于镜头伸缩。视网膜就是光学照相机的胶卷底片、数码照相机的 CCD 感光元件。如果拿拍过的胶片对着光看，会发现上面的人都是倒过来的。在视网膜上，像也是倒着的。

因为照相机和眼睛的原理是一样的，都是小孔成像。所以视网膜只是收集视觉信息，我们最终看到的，是经过大脑处理后构建出来的、被还原过的图像。就像照片冲印出来，人又变成正的了，所以大脑的处理就跟洗照片差不多。

但是，大脑的工作原理要比洗照片复杂。因为洗照片只得到一个单纯的影像，而大脑还需要告诉我们，这到底是个什么东西。要了解大脑的工作原理，我们可以做几个小小的实验。

实验一 眼球移动

第一个实验非常简单，没有时间地点的限制，一个人就可以做，当然，有朋友或家人两个人一起做，效果会更好！

实验步骤是这样的：在手里拿一支笔。眼睛盯着笔看，然后慢慢地移动笔。这个时候，你的眼球应该是平稳地跟着笔在动。记住笔运动的轨迹，然后把笔放下，眼睛再跟着刚才那条轨迹走一遍。这时没有笔来指引了，仅仅凭着想象走一遍。注意你的眼球，它是不是再也无法平稳移动，只能跳跃式移动呢？

如果感受自己的眼球运动有困难的话，可以找个朋友做一遍，你来观察他的眼睛。其实，这跟拍照是一样的。当我们拿照相机拍照的时候，我们会对焦，拍完一张，拍下一张的时候，我们会把照相机移动到下一个目标，再对焦。这就相当于眼球的快速移动。如果要拍摄一段连续的视频，我们就会拿着照相机跟着运动的物体走，这就像是我们的眼睛跟着笔动。当笔没有了，我们的眼睛也就从“视频”模式转换到“拍照”模式了。在做这个实验之前，你可能不会注意自己的眼睛到底是怎么动的吧？

实验二 夜间色盲

我们没注意到的还有很多。比如，我们在夜晚看到的世界都是黑白的。仔细回想一下，半夜起来上厕所，房间里的家具、窗帘有颜色吗？你可以试试看，把房间的灯关掉，窗帘拉上，看看眼前的世界，是不是没有颜色呢？

我们的眼睛到了晚上，基本就是色盲，或者更准确地说，我们在黑暗的环境中就变成了色盲。为什么会这样呢？这就要说到眼睛里的感光细胞了。眼睛里主要有两种感光细胞，一种是锥状细胞，另一种是杆状细胞。锥状细胞专门处理比较强的光，而暗光则由杆状细胞处理。因此，我们白天看东西，是锥状细胞在工作，到了晚上，就是杆状细胞在活动了。

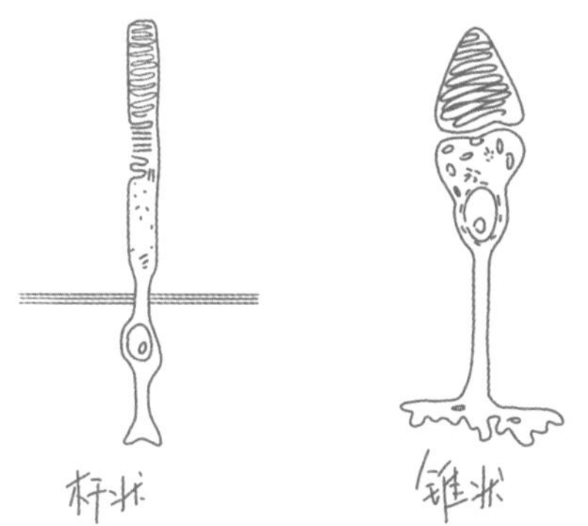

锥状细胞和杆状细胞的分工相当明确。一个正常人，他的锥状细胞比较多、杆状细胞比较少；如果有人杆状细胞特别多，那么他的夜视能力就会非常强。杆状细胞虽然感光能力极强，却有一个致命的弱点，那就是它感觉不到色彩。所以我们在黑暗的地方看东西，虽然能够辨别出形状，但看不到颜色。因为这时上班的杆状细胞是个色盲！很多需要夜行的动物，比如猫、狗、狼、猫头鹰等，眼睛里的杆状细胞非常发达，所以它们不是色盲就是色弱。

我们不是动物，不了解它们的感受。或许它们的世界也没有我们想象得单调。就拿小狗来说，你可能听过这样一种说法，说狗的世界是黑白的，只认识黑、白、灰三种颜色。事实上，有研究发现，狗可以看到的颜色很多。虽然它们只能分辨部分波长范围内的颜色，比如蓝色、黄色、灰色等，但是，它们可以感知每一种颜色的明暗变化，能分辨浅蓝色、亮蓝色、土黄色……不过，对于红色和绿色，它们是真的分不清。因为"汪星人"缺乏感知红色和绿色的锥状细胞，所以，它们看到的红色和绿色很可能是一种颜色，只不过有深浅的变化罢了。

虽然狗是红绿色盲，但是它们超强的嗅觉和听觉完全可以弥补视觉的不足。更何况，狗狗的视野范围、夜视能力、分辨色泽明暗的能力，都比我们人类强太多，在我们看来相同的黄色，在它们看来却是十种不同的黄色。不仅如此，它们的适应能力也很强，即使眼睛看不见，依然可以在熟悉的环境中生活得很好。所以，用红绿色盲的狗狗做导盲犬，是安全的。

实验三 暗适应

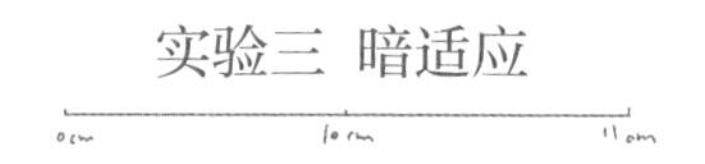

在黑暗中，我们除了看不到颜色外，视觉也非常滞后。当我们从明亮的地方进入黑暗中，大约会有 4 秒钟的时间完全看不见东西。因为一旦进入黑暗的环境，锥状细胞就不工作了，而这时杆状细胞还没做好准备，等到它完全准备好，大概需要 30 分钟。

这个"准备"的过程其实是在合成一种叫"视紫红质"的物质，它存在于杆状细胞中，对弱光非常敏感。一旦到了黑暗的地方，视紫红质就会逐渐合成，大约在暗处待 5 分钟，可以生成 60% 的视紫红质，待 30 分钟，就可以全部生成。不过，如果在这个过程中受到干扰，比如突然有强光闪过，那么之前所有的准备都会前功尽弃，只能从头再来。而相比于“暗适应”，“亮适应”的过程就要快得多。所以在黑暗中，如果有强光一闪一闪，我们就会特别难受。晚上开车时看到对面驶来车辆的远光灯，也会觉得特别晃眼，很容易造成车祸。

伴随着“暗适应”，眼睛瞳孔的大小也会发生变化。当我们从明亮进入黑暗，瞳孔会在 5 秒内扩大到最大直径的 2/3，完全扩大，大约需要 5 分钟。在这个过程中，瞳孔的直径可以由 2 毫米扩大到 8 毫米，使得进入眼球的光线增加 10 到 20 倍。

因为“暗适应”需要过程，在战争时期，对于需要随时待命的士兵来说，就非常不利了。尤其是飞行员，他们至少需要 20 分钟，才能够达到飞行所需的“夜视”水平。可是打仗的时候，怎么等得起 20 分钟呢？于是，在第二次世界大战期间，美国心理学家迈尔斯发明了一种特制的红光护目镜。戴上这种护目镜，即便是在明亮的室内，飞行员看到的也是偏暗的红色，这样一旦接到任务，就可以马上进入作战状态了。现在一些暗室里用红光照明，也是同样的道理。

实验四 用余光看星星

现在城市的光污染非常严重，抬头几乎看不到星星了。但是在远离市中心的地方，还是可以看到星星的。只要你仔细看，用眼睛的余光看，就会发现天空中其实隐藏着好多小星星。

为什么要用眼睛的“余光”看呢？因为在视线的正中心，你是看不到星星的！

要解释这个现象，就要说到中央凹（fovea），它是视网膜正中间的一个凹陷，里面聚集了非常多的锥状细胞。中央凹本身其实很小，它的视野范围大概只有 2°，这是什么概念呢？就是把我们的手臂伸直，视线到拇指宽度的夹角，大概就是 2° 的范围。然而，就是在这么一个“小坑”里，竟然藏了 14 万个锥状细胞。因此，在这中央 2° 的范围内，是我们的视野最清晰的地方。

大家可能会觉得，我们眼睛能看到的范围很大。的确，如果保持头不动，我们最多能看到向外 95°、向内 60°、向上 60°、向下 75° 的范围。但是，如果要求眼球保持不动，那么我们能看清楚的大概也就只有 2° 了。在这 2° 之外，都是非常模糊的，所以，我们需要让眼球不断地转动——当要看清某样东西的时候，我们会把眼球转过去，这样，中央凹就正对着这样东西，我们就能看清楚了。所以，眼睛就像一盏追光灯，想看哪里就转过去。

在中央凹，也就是中央 2° 的范围内，要塞下非常多的锥状细胞，如此一来，杆状细胞就只能让位了。所以，在这 2° 范围内，是没有杆状细胞的。那么杆状细胞在哪里呢？杆状细胞最密集的地方，是在距离中央 5° 的位置。还记得吗，杆状细胞是负责夜间视觉的，所以，看星星的时候，要用 5° 角的余光去看哦。事实上，喜欢看星星的朋友应该有这样的经历，当你在找星星的时候，往往会“无意间”发现一颗，仔细去看，却又不见了。这并不是偶然，而是5° 角的奥秘。

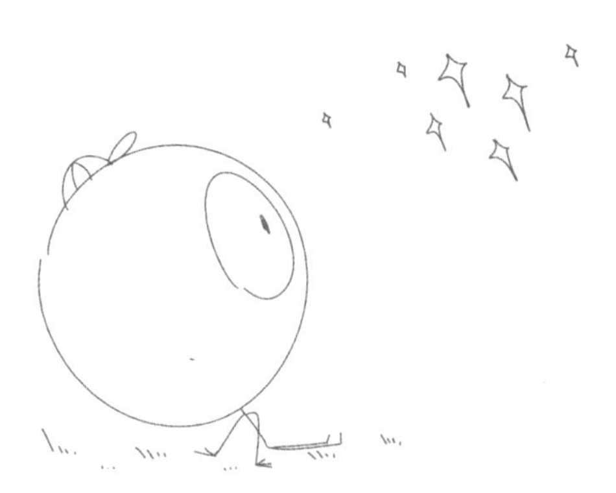

实验五 寻找“盲点”

你可能还不知道，在我们的视网膜上有两个窟窿，因此，当影像落到这两个窟窿里，我们其实是瞎的。

平时我们不会觉得眼前有两个窟窿，因为两只眼睛的视野重叠部分，刚好能把这两个盲点覆盖了。可是你还是会问，即便我只闭上一只眼睛，也不会发现有窟窿啊！这是因为，我们的大脑会编造出一些信息，并且根据周围事物的线索，把这个窟窿填上。

虽然“脑补”很强大，但我们还是可以看到“盲点”的。方法很简单：看着下面这张图，把目光集中在左边的圆点上，轻轻闭上左眼、右眼保持睁开的状态，稍微前后移动一下，你会发现，在某一时刻，右边的十字不见了！然后，睁开左眼，把目光转向右边的十字，再轻轻闭上右眼，这下，左边的圆点不见了！

恭喜你找到了自己的“盲点”！可是，为什么我没有看到“大窟窿”呢？原来，大脑根据周围的信息（这里的信息就是“白色”），自动填补了“窟窿”的空缺，于是我们就看到了突然消失的十字和圆点。

如果下一次，我们换一张红色的纸，那么大脑就会把红色填在那个窟窿里。

为什么眼睛会有盲点呢？答案就在于我们眼睛的构造。眼睛里有一层感光细胞，把眼睛比做一台数码相机，这层感光细胞就相当于照相机中的 CCD 感光元件，或者胶片。感光细胞对照射进来的光产生反应，把信息传给神经元，神经元就开始处理这些信息，就好比数码相机里的数据线。光有数据线还不够，元件工作要消耗能量，相机里有电线，眼睛里就要有血管来维持这些细胞的生存。如果说让你来设计这台眼睛相机，你觉得应该把这些线路放在感光元件的前面还是后面呢？应该是后面吧？

现在的摄像机也是这样设计的。但是很奇怪，在脊椎动物的眼睛里，数据线血管之类的线路安装在感光元件前面，光线穿过这些线路到达感光元件。

遗憾的是，人们现在还不知道视网膜的构造为什么前后颠倒，或许这种构造本身有优势。我们现在已经知道了，按照正常逻辑设计，感光元件在前，线路在后，并不是不可能的，因为世界上就有这种动物，头足纲动物乌贼的眼睛构造就是这样的，它们的眼睛里不存在生理盲点。

为什么这样的结构会产生盲点呢？你想，感光细胞处理过的信息最终还是要送到大脑，是不是？因为数据线在前，大脑在后，这些信息送到脑部就要穿过胶片或感光元件。在胶片也就是我们的视网膜上有一个点，所有信息都从这里通过，这个点被称为视神经盘，通过其中的自然就是视神经。所有的血管也都是从这里产生的，这也就是盲点产生的原因。

实验六 看到眼睛里的血管

按照眼睛的结构推测，这些线路肯定会在我们的视野里留下影子。我们平时看到的一切事物都应该密布血管的影像才对。为什么我们看不到呢？就是因为人类的大脑自动屏蔽了它们。

举个例子，你有没有过这种经历：一块手表戴了一段时间之后，会感觉不到自己戴的手表，甚至会去摸一摸，检查手表是不是丢了。仔细去听，会发现家里的冰箱有“嗡嗡嗡”的噪声，但是通常意识不到它的存在，除非是在变频的时候。还有一个例子也和我们的眼睛有关，其实我们时刻都会看到自己的鼻子，但不觉得鼻子影响我们的视线。因为鼻子永远存在于你的视线当中，所以大脑把鼻子自动屏蔽掉了，但是它一直是存在的。

大脑特别会“p图”。毕竟大脑工作需要耗能，如果在很长时间里都接收相同的信息，当这些信息无意义的时候，就会自动屏蔽，因为还有更多要紧的信息需要去分析。

因为这些血管就长在我们眼睛里，无论眼睛怎样转动，这些血管总是同步转动，基本上处在完全相同的位置，大脑就会无视它们的存在了。但是如果盯着一个静止的东西看很久，并不会看不见它。因为眼睛其实是不可能完全静止的。就算你努力盯着某样东西很久很久，眼睛还是会不停地向四周轻微抖动。由于抖动刷新了映在眼底的景象，大脑就会认为这是变动着的信息，不会看不见。

我们来想象一下血管的分布大致是什么样的：这些血管是从前面所说的盲点、也就是穿电线的洞出发的，众多的血管从这个小洞里延伸出来，会沿着两边走，尽量避开中间区域，避免影响视野最好的那一部分，也是感光细胞最密集的区域。血管有粗有细，如果仔细看可以看到它们不断分叉。从理论上来讲，只要这些阴影移动了，我们就可以看见它了。因为一旦移动，大脑就会认为得到了新的情报，就能突然看见视野当中的一大堆奇怪的线条了。既然无法通过转动眼睛的方法来看，我们换一种思路，改变进入眼睛光线的角度会怎样呢？如果模仿眼睛平时的抖动，大脑是不是就可以识别出这些图像了呢？

说得有点抽象，其实通过实验就能够理解了，这个实验同样很简单。首先在纸上扎一个小洞，大头针或笔尖扎的洞都可以。或者摆出OK的手势，然后把手指圈出的洞缩到最小，保证透过这个洞依然能够看到光线。闭上另一只眼睛，然后透过小孔盯着一个明亮的表面看，比如计算机的白色屏幕，或者台灯照射下的一张白纸。然后快速抖动手指画小圈，幅度不要太大，在这个抖动的过程当中，要始终能够透过这个孔看到光。你会发现，有很多密布的纹路，细细的，一根一根，就像树枝分叉。如果左右抖动，能够看到垂直的血管，上下抖动的话，看到的是横向的血管，如果画圈抖动，就能看到一个完整的像。最有趣的就是，这些血管其实一直在你眼前。而这个实验原理，就是在眼前制造一个不停来回移动的点光源，这样一来，血管在眼底投射下的阴影就会不断移动。

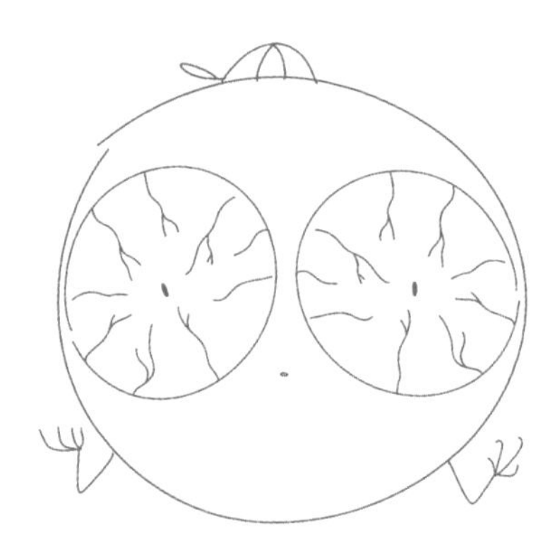

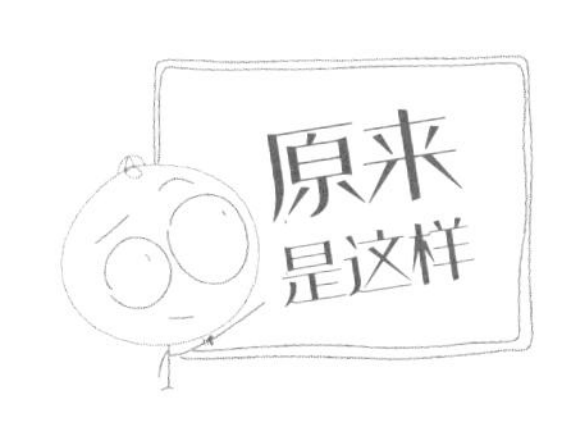

眼睛会怕冷吗?

冬天的时候，我们巴不得把整个脸遮住，只留眼睛在外面。可是你有没有想过，为什么眼睛不怕冷呢？这就先得解释一下人为什么能够感觉到冷。人体表面不均匀地分布着许多可以感受到冷暖变化的感受器，它们被称为冷受器和热受器。当外界温度下降时，皮肤温度也随之下降，这就刺激了表皮的冷受器，使我们感觉到冷。

人的眼睛是由眼球、眼结膜和眼睑皮肤组成的。眼球的角膜、巩膜部分和体内的器官表面一样，是没有冷热感受器的。眼睑的皮肤上，冷热感受器也很少。更何况，我们的眼睛一直在动，不仅有眼球的转动，还有不停地眨眼，所以，我们眼球表面的温度始终可以保持在适合的温度，不会冻成冰柱子。

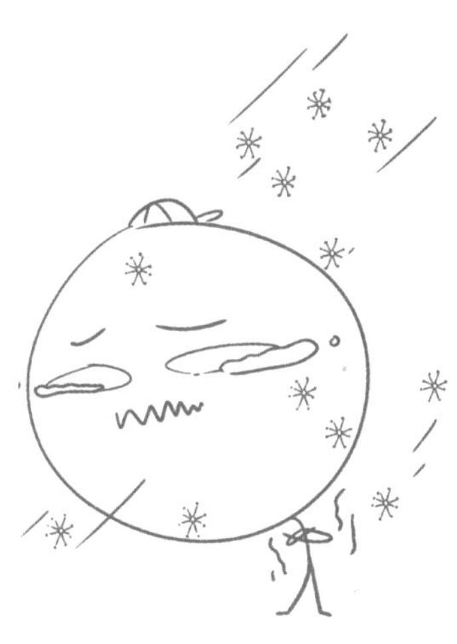

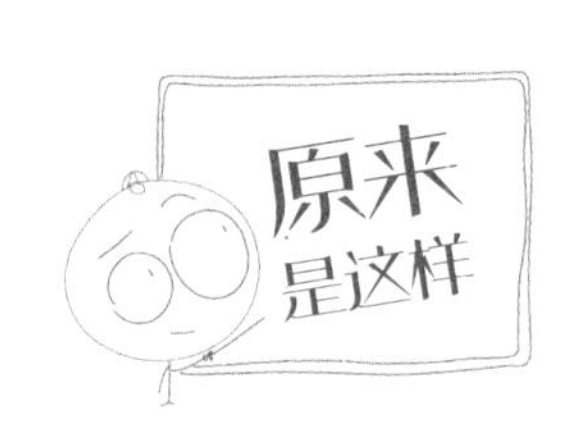

黑眼睛？蓝眼睛？

除了能够识别色彩，我们的眼睛本身也有颜色。有的人眼睛是黑色的，比我们中国人，也有人眼睛是蓝色的，比如一些外国人，还有绿色、灰色的……为什么人的眼睛颜色会不一样呢?

其实仔细观察就会发现，不论什么人，在眼珠正中间瞳孔的位置都是黑色的，而色彩不同的是外面一圈，它叫虹膜。所谓眼睛的颜色，其实是虹膜的颜色。虹膜的颜色又是由什么来决定的呢？是虹膜当中的色素含量。事实上，所有人种的虹膜里，所含的色素类型几乎是相同的，区别在于含量的多少。虹膜里只有黑色素，颜色较深的叫真黑素，偏黑的棕色；较浅的是褐黑素，偏黄色。这两种黑色素的比例决定了我们眼睛的颜色。

蓝绿眼睛和天空呈现蓝色的原理是相似的，蓝眼睛的虹膜里面真黑素比较少，眼珠反射的是浅色的光线，能够进入较深层然后再被反射出来，这个过程当中，波长较短的蓝色光就被眼睛里的蛋白质散射了，所以虹膜看起来就是偏蓝色的。

2 神奇的“盲视”：看不见，却总能猜对

有这样一群人，他们看不见东西，却能够准确地说出物体的形状，并且顺利地避开所有的障碍物，甚至可以将信件分毫不差地塞进邮筒。明明什么都看不见，但又好像什么都能看见。我们把这种现象称为“盲视”。从名字就可以看出它的矛盾：既然已经“盲”了，又怎么谈得上“视”呢？

很多人可能都会在脑子里打一个问号：这么神乎其神，到底是真的还是假的？！我们先来说一个案例吧。在 20 世纪 70 年代初，英国有一位名叫 D. B. 的患者，他从 14 岁起，就有严重的头痛病，同时，他左侧视野的感觉能力也比较差。34 岁的时候，他决定接受手术治疗。医生给他做了脑部扫描，结果发现，在右侧大脑的初级视觉皮层（primary visual cortex）上，长了一个很大的瘤，这也是为什么他的左侧视野受到了很大的影响。

为了摘除肿瘤，医生不得不切除他一部分的右侧视觉皮层，这也造成他的左侧视野有一个很大的“盲区”。用他自己的话说就是——“世界的一半被窗帘遮住了”。

手术很顺利，但是，在对这名患者进行术后检查的时候，医生发现了一个奇怪的现象：他好像每次都能够非常自然地握住医生的手，尽管有时候这只手就位于他的视觉“盲区”内。这个问题医生也是百思不得其解，于是他就把这名患者介绍给了一个英国心理学家，让他来研究，而研究的结果，更让人吃惊。

看不见，却总能猜对

在一个实验中，这名患者被要求盯着屏幕上的一个光点看，跟我们之前讲的“裂脑人”的实验很像，目的是要固定他的视觉中心点。然后，在他左侧视野“盲区”内，研究人员又亮起了一个光点，问他，能够看到这个亮点吗？

患者很明确地回答，看不到。但是真的看不到吗？研究人员不死心。他于是让这名患者无论如何都用手试着去指出这个光点的位置，就算你看不到，你也随便指一个。结果令人惊讶的一幕发生了：他居然非常准确地指出了光点在屏幕上的位置！

然后，研究者又做了进一步实验：在他的视野盲区内，画了一条直线，问他，这条线是水平的还是垂直的？尽管他还是一再强调自己什么都看不见，但几乎每次，他都能够“猜”出正确答案。当人们告诉他，“你都答对了”，他自己都不敢相信。于是，在 1974 年，“盲视（blindsight）”这个概念首次被提出。

这里有一个比较“阴谋论”的想法：会不会他们其实是能够看见，

但是故意装作看不见，好像自己有特异功能？事实上，当时有一部分科学家也是提出了这样的疑问，直到另外一个病例出现。那是在 2008 年，一位荷兰神经心理学家研究了一名因为中风导致双侧初级视觉皮层全部损坏的病人，也就是说，他没有办法看到任何东西。大脑扫描的结果也证实，他的初级视觉皮层是没有任何活动的。

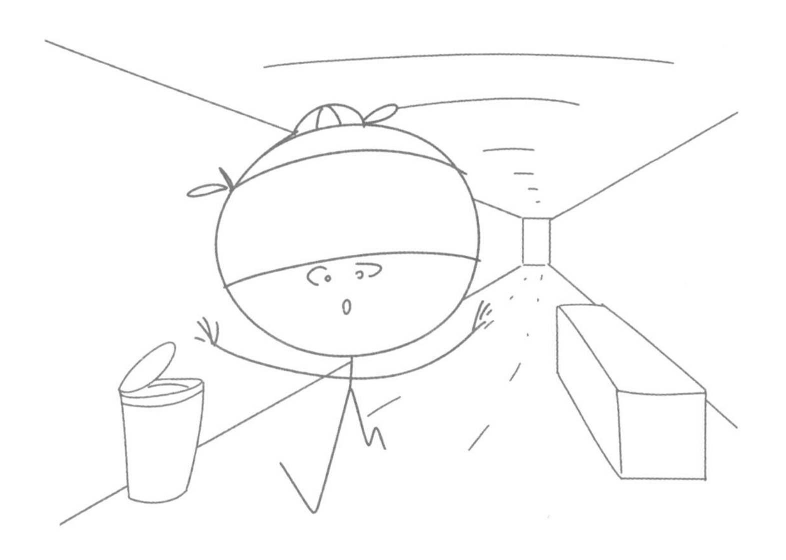

研究人员把他带到一条堆放了各种杂物的走廊上，并且在没有任何提示的情况下让他通过走廊，结果他非常顺利地避开了所有的障碍物！他甚至知道要侧过身子，从靠得很近的垃圾桶和三脚架之间挤过去，虽然他表示完全不知道自己为什么要侧身，并且对自己下意识的举动无法给出解释。

视觉的路径，盲视和盲人

“看不到”但是每次都能“猜对”，还可以完美地躲避障碍物，这究竟是为什么呢？之前说过，当一束光进入视网膜（retina）后，会经由视神经（optic nerve），首先来到一个叫作“丘脑（thalamus）”的地方。丘脑位于大脑的正中心，是一个“感觉信号的中转站”，它会收集人体的各种感觉信号，然后把它们投射到大脑皮层的对应区域。

对于视觉信号来说，在经过“丘脑”之后，会先投射到位于我们后脑勺的初级视觉皮层（primary visual cortex），然后再传输到更高级的视觉皮层，比如往上走（往头顶方向走），是运动和方位的处理，我们会知道这个东西具体在什么位置、是静止的还是移动的，等等；而往下走，会经过处理形状、颜色、物体识别等等的区域，主要是让我们知道这个东西长什么样子。

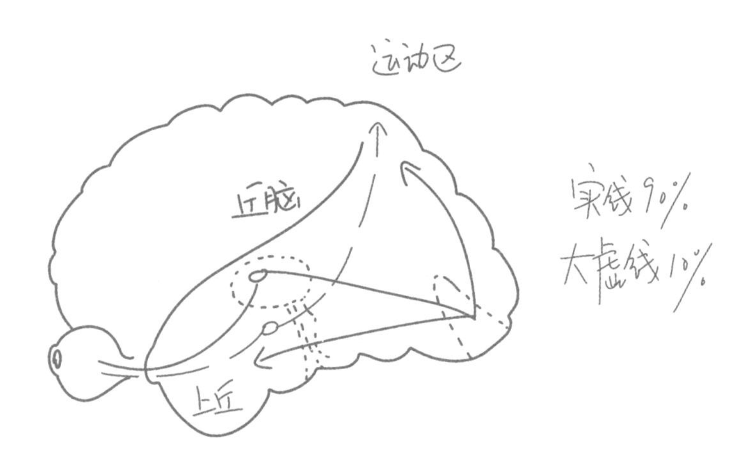

这是大脑处理视觉的主路径，大约 90% 的视觉信息都会这样走，那么还有10%去了哪里呢？它们会经由“视神经”，到达位于中脑的一个叫“上丘（superior colliculus）”的地方。上丘和我们的眼球转动有关，所以在上丘处理完之后，它会把一部分信号发送给和“运动”相关的额叶。大家有没有发现，这条路径和“影像的形成”完全没有关系，但是和“由视觉引导的运动”密切相关。因此，一些科学家认为，这或许就是“盲视”产生的原因。

90% 的视觉信息走不通了，但这 10% 的和运动相关的路还是完好的，所以他们即便什么都看不到，还是可以奇迹般地对物体做出动作上的反应。然而，问题还没有完全解决。因为除了绕过障碍物，有些“盲视”患者还能够准确地说出物体的形状。那不是和我们刚才说的矛盾了吗？因为“形状的认知”是由第一条通路来完成的，可是既然最基础的一环已经损坏了，照理说就不可能进行更高级的处理了。

所以，有一部分科学家提出了另外一个假设：也许当皮层受损之后，还是会有一些完好的皮下组织，可以完成信息传输的任务，只不过因为大脑皮层的损坏，而无法进入到我们的意识层面。也就是说，大脑其实什么都看见了，只是我们没有意识到。

这里需要特别强调一下，“盲视”的“盲”和我们传统意义上的“盲人”是不一样的。普通的“盲人”并不具有“盲视”的能力，因为他们的失明是由于眼睛受伤导致的；而“盲视”患者，他的双眼、包括视神经，都是完好的，能够正常接收光信号，只是在大脑处理的过程中出现了偏差。

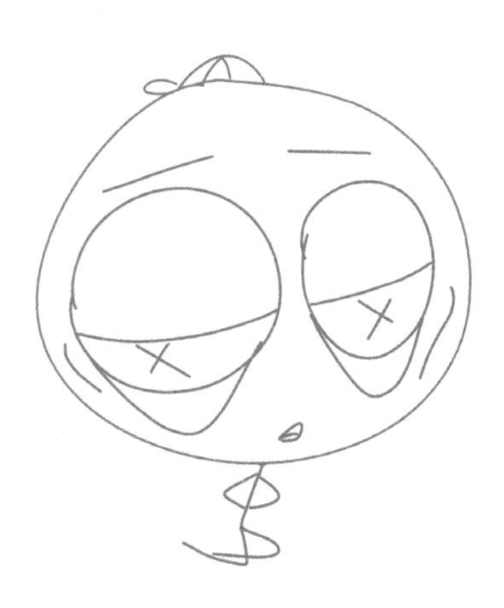

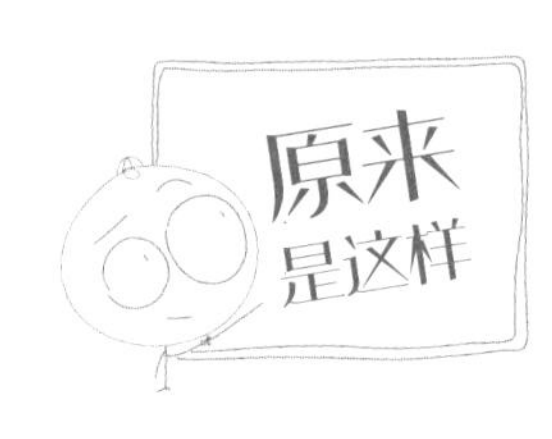

“视觉”可以独立于人的“意识”

虽然为什么会有“盲视”依然是个谜，但是这个现象可以说颠覆了以往人们对于“视觉”的认知。“大脑对于视觉信息的处理”和“人们有意识的视觉体验”并不是同一回事。“视觉”可以独立于人的“意识”，或许我们真正看到的，要比我们以为的更多。

这让很多人想到了“潜意识”。也许将来，我们真的可以发现“潜意识”的神经机制。我们现在说“潜意识”，想到的是弗洛伊德，但事实上，早在弗洛伊德之前，就有类似于“次要知觉”“意识只是表层”的概念提出。当时只是一种哲学思辨，而现在，我们的确发现了这样的实例，并且有许多科学家在通过实证科学的方法进行研究，试图从神经科学的角度给出解释。

大部分神经科学家认为，只有大脑皮层的活动才会进入到我们的意识中，而在皮层之下，我们知道有许许多多的神经组织，它们是否也会产生意识呢？而这些意识又是否能被我们“意识”到？事实上，近些年有一些科学家提出，皮层下的活动也可能产生意识。

那些不可思议的神奇现象，就好比一个小小的窗口，让我们有机会看到大脑的奇妙世界。而随着人类对于自我的探索越来越深入，我相信还有很多我们固有的认知会被颠覆；但其实，把时间往前倒退两千年，这些问题早已经被探讨过无数次。

3 对！没错！耳朵不止能听到声音，还能发出声音！

“耳内发声”，看到这个词相信很多人会好奇，我们都知道耳朵是用来听声音的，难道它自己也会发出声音吗？但事实上，只要是正常人，耳朵都会自己发出声音。不知道大家有没有这样的经历：某个夜深人静的晚上，躺在被窝里，隐隐约约地仿佛听到有一个持续不断的声音……你分不清这个声音的来源，你可能会以为那是幻觉，但事实上，它很可能就是我们的耳朵发出的声音。

听起来有点像耳鸣？虽然从表现上看好像差不多，但是从性质上讲，我们通常认为耳鸣是不正常的，但是“耳内发声”是一种正常现象。另外还有一个很重要的区别就是，耳鸣比较容易被我们“听”到，但“自发型”耳朵发生的音量非常非常小，只有 10 ~ 20 分贝，所以除非周围极其安静，不然我们是很难听到的。

10 ~ 20 分贝是一个什么概念，这里可以给大家一个参考：通常马路上的环境音在70分贝，人们正常交谈大约50分贝，在安静的教室里窃窃私语是20分贝，而微风吹动树叶的声音，我们定义为10分贝。参照这个标准，大家可以想象一下，10～20分贝，那真的是要万籁俱寂才有可能听到。

耳朵为什么能听到声音？

要说耳朵为什么会发出声音之前，我们得先了解一下耳朵为什么能够听到声音。耳朵的结构分为三个部分：外耳（outer ear）、中耳（middle ear）、内耳（inner ear）。当声音以“空气分子振动”的形式进入我们的耳朵后，会先通过外耳的“听管”达到鼓膜，引起“鼓膜”的振动。然后，在中耳，会有三块“听小骨”，它们会组成一个活塞，把鼓膜的振动传送到内耳。在“内耳”中，我们有两套系统：一套是以“耳蜗”为代表的“听觉系统”，还有一套是以“半规管”为主的“平衡系统”。

我们今天的主角，就住在这个“耳蜗”（cochlea）里。“耳蜗”这个名字很形象，它的形状就像“蜗牛壳”一样。在外耳和中耳，声音是靠“空气的振动”来传播，那么一旦进入内耳，就会转变为“液体的流动”。

“耳蜗”里面充满了液体，就像一个“大鱼缸”。而这个“鱼缸”里有许许多多的“水草”，这些“水草”也有名字，叫“听毛细胞（hair cell）”。我们之所以会听到声音，就是因为这些“听毛细胞”随着液体摆动，产生了电位的改变，这些电信号借由神经元一路传输，最终到达大脑的听觉皮层。

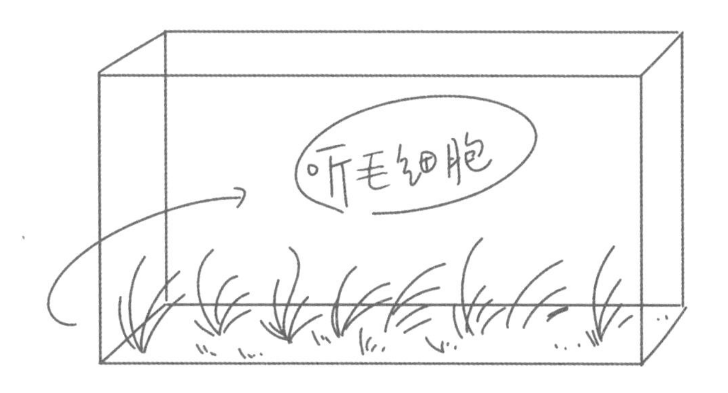

耳朵为什么能发出声音?

在我们人类的耳朵里，大约有 1 万 6 千个“听毛细胞”。这些毛细胞可以分为两种：一种叫“内毛细胞（inner hair cell）”，另一种叫“外毛细胞（outer hair cell）”。它们的比例大约是1∶3，也就是说，“外毛细胞”的数量是“内毛细胞”的三倍；而且它们排列得相当整齐，一排“内毛细胞”、三排“外毛细胞”，就像我们在运动会上走队形一样。

虽然大家都是“运动员”，但是参加的项目不一样。我们前面说到，“听毛细胞”通过摆动将“声音讯号”传入大脑，这个其实具体来说是“内毛细胞”在起作用。很多研究都发现，“外毛细胞”跟我们接收外界的声音似乎没什么关系。但是它既然存在，肯定是有用的。科学家们通过实验观察发现，当“内毛细胞”像“水草”一样摆动时，“外毛细胞”也会在流体的作用下拉伸或者收缩，就像“橡皮筋”一样；而伴随着“外毛细胞”的“形变”，“内毛细胞”的摆动变得更加剧烈。也就是说，“外毛细胞”其实是一个“信号放大器”，就像我们荡秋千的时候，如果有个人在后面帮忙一推一拉，秋千就会荡得更高。

当然这也只是科学家的推测，因为观察到了这样一个现象，怎么去解释呢？就想到了这样一个可能的作用。而我们能今天说的“耳内发声”很可能就与“外毛细胞”的自主运动有关，相当于是信号放大时的一个副作用。就像我们录制节目的时候，难免会有电平噪音，如果我们把音量调大，那么背景噪音也会被放大。

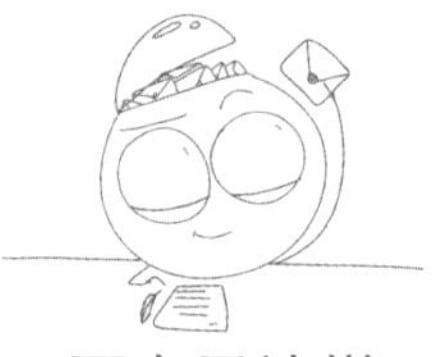

新生儿听力筛查

虽然背后的机制还有待进一步的研究，但这样一种特性其实已经被运用到临床上了。比方说，当一个婴儿刚刚降生的时候，医生会检测听力功能是否正常。可是婴儿不会告诉你能不能听到声音，于是，我们就利用“诱导型耳内发声”的方式，在耳朵里放出一个声波信号，看看内耳是否也会自主地产生一个声音。这就是我们说的新生儿听力筛查。

4 我们为什么要有两个鼻孔?

如果我要大家指着头上的某个位置来表示自己，相信大多数人都会指向自己的鼻子，因为指着眼睛、嘴巴好像比较奇怪。很有趣的是，我们的汉字在最早的时候没有现在的鼻子的“鼻”字，那时表示鼻子的字就是“鼻”的上半部分，“自己”的“自”。在象形文字当中，在甲骨文、金文的考证当中古今专家都认为“自”这个字就是一个画出来的鼻子，事实也证明了“自”这个字在原来就是当“鼻”字来用的!

鼻子是用来干什么的?

鼻子最主要的两个功能是呼吸和嗅觉，此外还有很多附加功能。我们来想这样一个问题，我们都知道嘴巴也能用来呼吸，可为什么还非得演化出鼻子专门呼吸呢?鼻子是不是有点多余?这就要说到术业有专攻的好处了。虽然现在的手机功能很强大，能够拍照，为什么还有很多人会去买单反相机呢？专为呼吸而生的鼻子里可是有一套专业的设备，功能齐全，结构精巧，经过亿万年的演化打磨，在呼吸体验这件事上嘴巴是无法媲美的。

要知道一个成年人一天差不多吸入一万升的空气，作为专为呼吸而生的鼻子，它在营造呼吸体验这件事上可谓是处处用心。首先它具有过滤空气中粗大的飘浮颗粒物的功能，可以过滤和清洁空气。而这个过滤网就是精心安置在鼻腔入口处的鼻毛，这些粗而短的鼻毛组成的网状防御线保障着呼吸的安全。除了自带空气净化功能之外，通过精巧的结构工艺和生物技术，鼻子实现了全自动控湿控温的功能。

回想一下，冬天的时候外面非常冷，但是我们用鼻子呼吸时并不会觉得肺里特别凉。这里就要说到鼻子的一个重要部件或者装置了，就是鼻黏膜，确切地说是鼻腔黏膜里的呼吸区黏膜。要知道，鼻子不只是气体进出身体的一个通道，还是身体防御工程的一部分，主要的哨兵就是鼻腔黏膜。

按照组织学构造和生理机能的不同，鼻黏膜或者叫鼻腔黏膜还可以继续细分，它分为嗅区黏膜和呼吸区黏膜这两部分。顾名思义，嗅区黏膜就是用来闻味的，是参与嗅觉的黏膜，而呼吸区黏膜就是参与呼吸的黏膜。除了用来闻味道的嗅区黏膜之外，鼻腔的各处几乎都有呼吸区黏膜覆盖着。这种黏膜很厉害，它里面含有丰富的浆液腺、黏液腺和杯状细胞，能够产生大量的分泌物，使得黏膜表面富有一层随纤毛运动不断向后移动的黏液毯，黏膜内还有丰富的静脉丛构成海绵状组织，具有灵活的收缩性，能够迅速改变充血状态，随着体内外环境的改变而自我调节。当外界的冷空气进入鼻腔时，小血管里的血液就增多了，流动也会加快，这样一来就能够把进入鼻腔的冷空气调节到和体温相近的温度。

同时它还可以把干燥的空气变为湿润的空气，来维持呼吸道的正常生理活动。

很多注意仪表的人都有修剪鼻毛的习惯，但是切记别剪得太多，鼻毛和鼻黏膜是一组很棒的搭档。单单靠鼻毛可以阻挡一些灰尘，但是要阻挡细菌就比较困难了。而配合了鼻黏膜分泌出来的黏液，就使得一部分细菌可以随着黏液进入我们的胃里，然后让强大的胃酸来搞定它们。而鼻黏膜的温度和湿度也需要靠鼻毛来维持，鼻毛过少的话，鼻子干燥，鼻子出血就在所难免了。

说起来鼻毛还有一个功能也挺重要的，而且也挺智能。就是万一有个小虫子爬进或飞进鼻孔，就可能撞到敏感的鼻毛，一旦鼻毛感觉到有异动，就会通过我们的神经系统引起打喷嚏反射，把它们给喷出去。

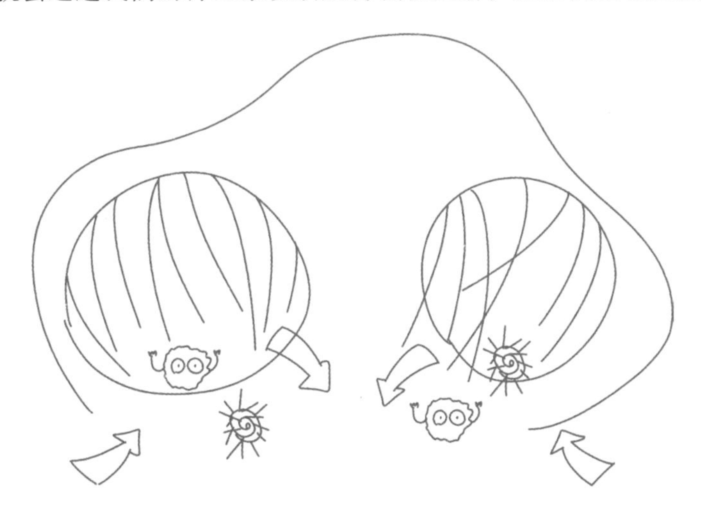

为什么感冒前我们会不住地打喷嚏?

呼吸区黏膜也是诱发我们打喷嚏的地方。当我们感冒了，全身的防御系统都会被调动起来，各种组织器官会积极应战来保卫我们的身体。

鼻子作为身体的第一道关卡，当然也不例外，而这时如果恰好有病毒之类的异物进入到鼻腔，鼻腔黏膜受到了刺激，就会开始肿胀并且分泌比平时多得多的黏液，这些黏液就可以把病毒收集在一起并且杀死，从而起到保护身体的作用。这个就是我们常见的鼻塞和流鼻涕。

如果进入鼻腔的异物实在太多了，黏液不够用了，受到刺激的黏膜就会启动更为激烈的应对措施。就是让呼吸道的肌肉收缩，调动肺里的空气猛地从鼻子里冲出来，把鼻腔里的异物冲走，于是就打喷嚏了。

说到打喷嚏，有些人可能会顾忌到礼貌等问题，在有了打喷嚏的冲动之后努力忍着，把喷嚏忍回去，实际上这样不利于健康。当我们想打喷嚏的时候证明鼻腔已经快承受不住异物带来的压力了，必须及时清扫出去，否则这些异物通过鼻腔进入气管或肺部，有可能会给我们带来更大的危害。

为什么感冒时鼻塞特别严重?

这就要再好好讲一下鼻子的构造了。鼻子分为外鼻、鼻腔和鼻旁窦三个部分，是呼吸道的起始部位，更是一个实现嗅觉的器官。鼻子是一个高度分化的感受化学刺激的器官，对于我们人类这样的动物接受外界的化学信息、识别环境辨认敌我、归巢、捕猎、避敌、寻偶或觅食等都起着非常重要的作用。拿我们人类的鼻子举例，它就像一间前后都有门的房间，当中有一个叫鼻中隔的隔断，可以理解为承重墙，把鼻子分为左右两间，那每间的侧墙上又挂着三块蜷曲的鼻骨，这间房子就称为鼻腔。

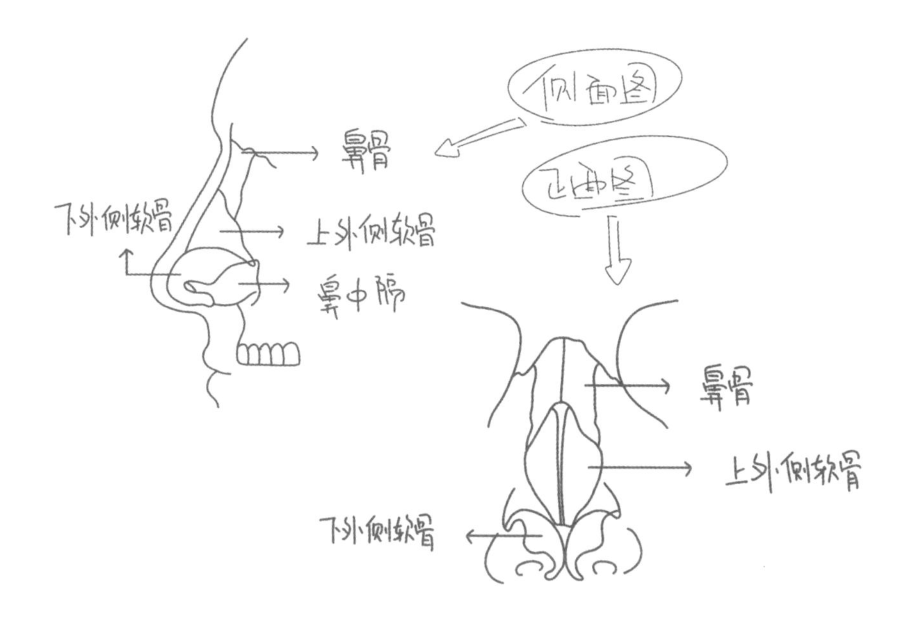

鼻腔前面当然是通过鼻孔和外界接通的，而后部则是通向我们的咽部。咽部是鼻子和口腔后方的一个空腔，是呼吸和吞咽合用的一条重要通道。当我们感冒时，鼻黏膜会发炎充血肿胀，毛细血管会扩张，分泌物也会增多。一个本来并不宽敞的通道里又堆满了东西，出入当然就不能通畅，就塞上了。这样一来就使得气体出入遇到了障碍，鼻子自然也就不容易通气了。

接下来我们展开说一下鼻涕。有一个很有趣的数据，可以帮助你来理解为啥感冒的时候鼻涕总擤不完。要知道，即使健康人每 24 小时也会分泌差不多 500~1 000 毫升黏液，或者你可以管它叫鼻涕。感冒的时候由于黏膜充血，黏液腺分泌会相应再多一些。

可是我们并没有一天流出差不多一矿泉水瓶子的鼻涕，那是因为大部分鼻涕都顺着鼻黏膜纤毛运动的方向流向了鼻后孔，到了咽部。换句话说就是鼻腔黏膜上长着纤毛，这些纤毛会从前向后摆动，分泌出来的鼻涕也就顺着被往后送到了咽部。因为鼻腔和食道是相通的，所以说大部分鼻涕都被我们不知不觉地给吞下去了，还有一小部分被蒸发掉了，最后一小部分干结之后变成了鼻屎。所以我们平时看不到它从鼻腔里流出来。

鼻黏膜是很小的一块区域，它为什么能够分泌那么多的鼻涕、黏液、分泌物呢？鼻黏膜上有一种细胞叫杯状细胞，它能够制造出很多黏蛋白。黏蛋白被释放到细胞外头之后有一个很强的能力，就是可以大量吸收水分，体积能够膨胀 600 倍，而杯状细胞一天只需要制造一毫升的黏蛋白，足以满足鼻腔的正常需要了。

为什么我们要有两个鼻孔？

为什么搞出鼻中隔把鼻腔分为两间屋子？我们先来看看其他成双成对的感觉器官。两只眼睛在同一方面让我们产生了立体视觉，可以更加精确定位看到的物体；而拥有两只耳朵可以听到声音的时差，让我们可以定位声音的来源。

再来看看我们身体的内部，还有一些成对的器官。比如说呼吸道另一端，我们的肺，每一侧肺都有其同侧相应的鼻孔控制，因此如果一个鼻孔堵塞了，两侧的肺就会产生竞争，让人觉得难受，呼吸不畅。换句话说，当一个鼻孔堵塞无法通气，作为人体呼吸系统鼻反射的一种精确保护机制，呼气过程就会完全转移到另一个鼻孔，这个是第一点。第二，两个鼻孔能够使呼吸运动更加有效，进而推进整个人体的新陈代谢。第三点，两个鼻孔呼吸是轮班制的，会轮换休息。一个鼻孔工作的话非常容易疲劳，只用单侧鼻孔呼吸持续三个小时就会感到疲劳。第四，两个鼻孔还有助于睡眠，在 8 小时以上的睡眠当中，如果保持一种睡姿不变，由于重力的作用，一侧的鼻孔通常就会鼻塞，所以两个鼻孔就可以让我们睡得更加放松。即使一个鼻孔暂时不通，人体也能够轻松应对。

当然，两个鼻孔的作用还远不止于此，斯坦福大学的嗅觉研究项目组曾经做过一项挺有趣的研究。他们发现，在一天当中，我们的其中一个鼻孔要比另一个鼻孔吸入空气的速度更快。但是在一天当中，这个具有统治地位的鼻孔会轮换交替，而非始终有一个主鼻孔，一个辅鼻孔，它们是轮流上岗的。更有趣的是什么呢？我们似乎需要有一个呼吸能力更好一些的鼻孔和一个呼吸能力没那么好的鼻孔。

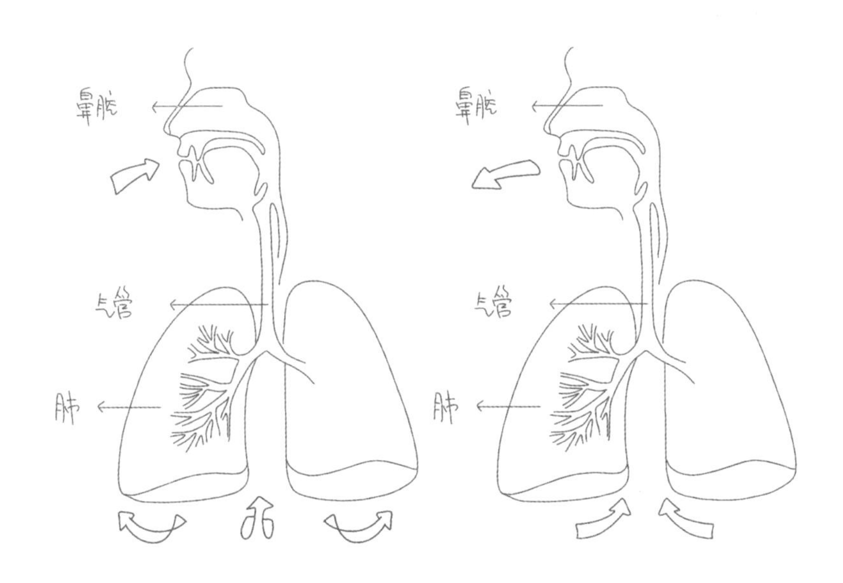

这就要说回到鼻子的结构，前面说过鼻子是一个化学感受器。鼻腔顶部有一层嗅上皮组织，大约有一千万个嗅细胞。它们是用来检测空气当中的气味分子，把信息通过嗅球中的神经纤维传递给大脑，从而产生嗅觉。气味分子要能被嗅细胞捕捉到，首先就要被嗅上皮表面的黏液吸附，这就是前面提到的嗅区黏膜。再扩散到黏膜内层，和嗅细胞结合在一起。因为嗅上皮黏液吸收气味分子的速率不同，有些东西吸收得比较快，在被鼻子吸收之前就快速到达嗅觉感受器。还有一些气味分子吸收得比较慢，需要一定的时间再到达嗅觉感受器，而不是快速地直接进入肺部。我们需要两种流速的吸入速度，所以有了两个鼻孔，这样就可以闻到更多的气味了。

为什么有些人是高鼻子？

鼻子还有一个说法叫五官之王，欧美明星的鼻子往往很挺拔。这是为什么呢？主流的观点认为，气候可能在鼻子的内部结构演化过程中起到了重要的作用。相比于生活在像巴布亚新几内亚或加蓬这样的高温且潮湿气候地区的人来说，来自寒冷干燥气候地区的人，比如格陵兰岛或西伯利亚的人，通常拥有更高更窄的鼻腔。研究者分析了一百具头骨的鼻腔数据，这些头骨来自生活在五种不同气候环境下的十个人类群体。结果发现，来自寒冷干燥气候环境人群的鼻腔更高一些，鼻腔下部到上部的直径变化也会更大。

对他们而言，高鼻子除了好看以外，还有一些更实际的好处。生物学上，变窄的鼻腔使得空气和黏膜组织接触得更加紧密，有助于让空气变得更温暖和潮湿，因此寒冷干燥环境下的居民有相对较长的鼻腔，多出来的空间更容易让吸入的空气温度和体温趋于一致。而鼻腔中的纤毛能够把病菌和尘土这些有可能感染肺部的东西挡在外头，而吸入湿润空气时纤毛的工作就会变得更加有效率。美国爱荷华大学的古人类学家南森·霍尔顿表示，温暖气候地区的人如果来到寒冷地区，可能会更容易患上感冒和其他相关疾病。

气候越寒冷，鼻孔越窄小，鼻梁越高尖。北欧白种人的鼻子既细又高，就是为了呼吸寒冷的空气。同理，气候越温暖，鼻孔就会越宽大，鼻梁就会越短小。黑色人种的鼻子既宽大又扁平，就是为了吸进大量温暖而潮湿的热带空气。人类学家将此作为种族分类的一个重要依据。同一种族当中的个体差异、群体差异也是很大的，比如说汉族当中南方人和北方人的鼻子就有很大的差异。

为什么有些人嗅觉特别灵敏?

最近有一系列的研究发现，人类也有异常灵敏的嗅觉，并且不知不觉当中对我们的生活产生了非常大的影响。细微的气味能够在不被察觉的情况下影响我们的心情、行为以及决定。自己身上散发出来的气味则能够表现自己恐惧或悲伤等情绪!

19 世纪一位重要的解剖学家布罗卡通过比较不同动物大脑中控制嗅觉的部分占整个大脑的比例，把哺乳类动物分为了两类。一类嗅觉发达型，比如狗，它们能够通过灵敏的嗅觉来感知外部世界；第二类是嗅觉不发达型，比如人类、其他灵长类，还有海生哺乳动物，比如鲸、海豚。

但是演化的逻辑并不是有得必有失，近年来，研究者就通过大脑扫描发现，人类大脑当中感知嗅觉的部分实际上多于布罗卡在一百多年前通过解剖得出的区域。尽管人类的气味感受器在数量上要比其他哺乳类少得多，但是人的鼻子和大脑之间的联系却异常活跃。和其他哺乳类动物相比，人类的每组气味感受器连接的神经更多。我们对气味的处理能力更强大!

为什么气味会影响情绪?

人类的鼻子远比我们自己想象得要灵敏。某些化学试剂即使在水中稀释了十亿倍，依然可以被人类的鼻子侦测出来。人类还拥有超强的分辨气味的能力，大脑中的嗅觉中心和大脑边缘系统有极为密切的联系，由于大脑边缘系统控制情感恐惧和记忆，因此也可以推测气味，还能够影响思考。

房地产商早已熟知这背后的“套路”了，他们很会利用气味来吸引客户，在样板间烤面包或者煮咖啡，让客户感受到家的气味，从而带动房子的销售。大名鼎鼎的星巴克也是出了名的打造嗅觉体验的高手。还有研究发现，空气中淡淡的柑橘味清洁剂的气味能够让学生们自觉打扫卫生，尽管大部分学生都没有察觉到这种味道。

还有研究发现，气味能够影响我们的认知能力。有这样一项研究：在参与者做一项决策能力测试的时候，在空气当中加入新的气味，结果发现不管是好闻的气味还是难闻的气味，都会让参与者的测试成绩大幅下降。研究者推断，这是因为气味会刺激大脑的情感区，使人们变得更加感性而非理性。当然，气味还可能影响我们的视觉甚至是巩固我们的记忆。还有研究者指出，人们似乎可以从他人身上的汗味来察觉对方的恐惧!

还有一种气味肯定和情绪关联，而且通常是尴尬的，那就是屁味。说起来大家有没有想过这个问题：为什么自己的屁似乎比别人的好闻一些呢？这个还真有一定的科学道理，研究者已经证实了，在气味盲测当中，我们的确更偏爱自己放屁的气味。你越熟悉某样东西，你就越有可能会喜欢它。由于你身体内产生的气味与你的微生物组有关，所以可以说我们每个人的屁都是独一无二的气味。

那为什么我们会觉得别人的屁讨厌呢？从演化的角度也能说通。对于他人屁味的厌恶也许是大脑在防止我们伤害自己，防止和病原接触。屁是能传播疾病的，比如说著名的酿脓链球菌。当人类还没穿上裤子的时候，这些细菌是不经过任何的防御措施，直接排放到别人身上，所以后果——“大家懂的”。

至于我们自己的屁似乎比别人的屁好闻一些，这也是由于大脑当中处理诧异这种状态的前扣带皮层发挥了重要的作用。你想想看，放屁的时候我们自己会知道，于是我们会对随后的“毒气弹”有所准备。但是，当我们在某个拥挤的房间内遇到了某人抛出的一个无声的“毒气弹”，大脑就很诧异，就会认为周围处处是危险，这就使得屁味臭上加臭了。

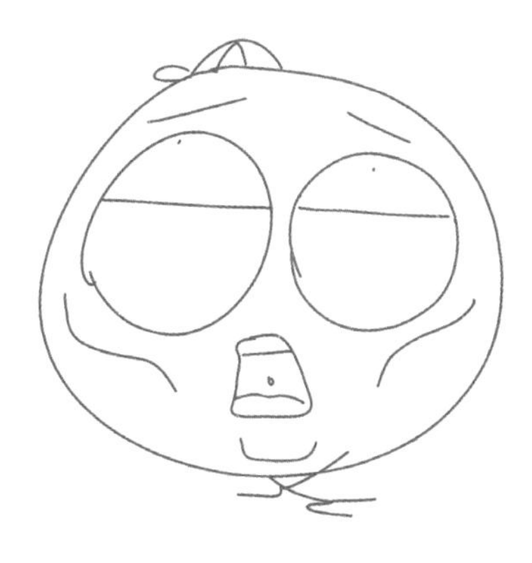

嘴唇为什么是红色的?

5

前面介绍了我们鼻子里的学问，现在，顺着鼻子往下说说嘴巴里的科学。

鼻子是呼吸道的上端，而口腔则是消化道的上端。虽然大家对于自己的嘴巴都很熟悉，而且可能很多人在无聊的时候也对着镜子张嘴观察过自己的口腔，但是我觉得依然有必要再简单讲一下口腔的结构。

嘴唇为什么是红色的?

首先看嘴唇，这是整个口腔的门户。第一个问题就来了，我们身上这些裸露在外面的皮肤，为什么唯独嘴唇是红色的？而且颜色差异非常明显呢？耶鲁大学一位皮肤学的教授曾经解释过这个问题。他说这是因为在嘴唇表面有相当多的血液，简单来说就是嘴唇布满了血管，防水层和角质层也相当薄，这就使得看见嘴唇上的血管变得容易多了。

我们一直是在使用嘴唇吃饭、喝水、说话、接吻，我们时刻让它保持运动。为了始终忙个不停的嘴唇肌肉，嘴巴需要持续不断地供给营养，这正是唇部血流增加的原因。

嘴唇表皮只有 3~5 层上皮细胞，而身体其他部位的上皮细胞大约有 16 层，嘴唇的颜色就是表皮下血管中的血液颜色。所以通过一个人嘴唇的颜色，基本可以初步判断这个人的身体状况。

嘴唇的皮肤没有汗腺，汗腺的作用之一就是保持皮肤湿润，让它不容易干燥。所以相对于其他部分的皮肤，嘴唇的确是最容易干裂的。

嘴唇上的神经也异常丰富，这使得嘴唇变得非常敏感。有研究表明了在婴儿时期我们会使用嘴巴去发现事物，探索世界。小朋友总喜欢把东西抓着往嘴里塞，也是这个原因。维持口唇形状的主要成分是胶原蛋白，而随着人年龄的增加，体内产生胶原蛋白的能力也会下降，所以嘴唇就会变得比较单薄，不再丰满。

翻开上下嘴唇往里面看一看，这时大家应该能注意到上下各有一条薄薄的系带，这就是唇系带，它是不是牵拉着我们的嘴唇呢？如果这个东西断了，嘴唇会不会就塌下来，翻出来了呢？这个大家倒不必担心。唇系带在我们还是胚胎的时候是相当粗大的。大家可以观察一下，绝大部分刚刚出生的婴儿的唇系带在口腔当中显得特别明显。但是在出生之后就会逐渐退缩。如果它不退缩，可能会引起上门牙之间缝隙过宽，有一些矫正术需要切除掉一部分唇系带。如果不小心摔跤或者妈妈给小婴儿换衣服的时候用力太大，扯到嘴唇，唇系带是可能被扯断的。如果唇系带断了倒也不需要过度忧虑，因为这通常并不会对发音或对容貌产生明显影响。

接下来再来认识一下口腔两侧软软的地方，就是颊。我们舌头能舔到的一层软软的东西就是颊黏膜，口腔上壁前部叫作硬腭，后半部分叫作软腭。软腭中间我们通常叫小舌头的这个东西是有名字的，叫作悬雍垂。

悬雍垂的实际功能现在也没有完全搞清楚，相对比较清楚的是它可以在吞咽的时候抬起向后贴于咽后壁，伸展于口咽和鼻咽之间，防止食物向上进入鼻腔。另一方面在语言上，比如说德语里面的小舌音，顾名思义就是通过它来达成的，是一种有点像打呼噜的声音。

悬雍垂和软腭的松弛真的会引起打呼噜，专业一点叫鼾症。除了会对家人造成困扰之外，严重的时候甚至引起呼吸暂停，很危险。悬雍垂还有一个作用就是口腔和咽部的分界。

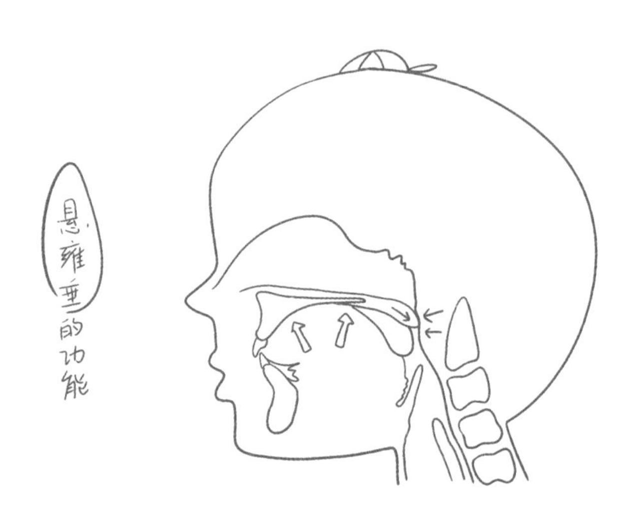

人真的能够咬舌自尽吗？

舌头大约前三分之二的部分叫舌体，后面叫舌根。表面可以看到许许多多红色和白色的小乳头，很多人误以为这就是我们的味蕾。其实并不是，味蕾的直径只有几十微米，用我们的肉眼是看不见的。味蕾隐藏在舌乳头四周或里面，舌乳头分为四类，分别是丝状乳头、菌状乳头、轮廓乳头和叶状乳头。丝状乳头最多，遍布于舌背。它的浅层上皮细胞角化脱落之后外观通常呈白色，就是通常所说的舌苔。菌状乳头虽然数量比较少，但是因为它们的上皮不角化，固有层富含毛细血管，所以看上去是红红的。大家可以观察一下自己的舌头，里面有一些红点点，就是菌状乳头。轮廓乳头的块头非常大，非常靠近舌根。一个人通常只有七到九个轮廓乳头，呈现圆轮状，周围有深沟围绕，里面也藏着许许多多的味蕾。叶状乳头主要分布在舌头的侧缘，舌头两边呈褶子状的就是它们了。

一些电视剧中，某人一狠心一闭眼，然后“吭哧”一下把舌头咬下来吐了一口鲜血就“领盒饭”去了。生活中我们有时候也会不小心咬到舌头，咬到一下都觉得疼死了，要是真的把舌头咬掉了岂不是有生命危险。那么咬舌自尽到底有没有科学道理呢？这里倒是可以和大家讨论一下。虽然俗话常说人死如灯灭，但是死亡并不像关灯那样是一刹那的事情。能够令人快速死亡的情况不外乎心脏骤停、窒息、快速失血、极其严重的外伤、身中氰化物一类的剧毒。即便上述情况下的死亡也会花费一段时间，并不是立刻就死了。

虽然说舌头是一个血液供应十分丰富的器官，舌的动脉来自颈部大动脉。但是分布于舌头的舌背动脉有两支，都位于舌根部。如果咬舌的时候没有咬到舌背的大动脉，一般情况下并不至于立即造成大量失血，也就难以危及生命，所以咬舌自尽的正确姿势应该是咬舌根，但除非把舌头充分地吐出口腔外，否则我们的牙齿根本无法咬到自己的舌根。

从现代医学的角度分析，武侠小说或“神剧”当中描写的这种一咬舌立刻毙命的描述并没有科学依据，因为在现实生活当中有许多人由于种种原因造成舌头受伤甚至部分缺失，但是他们依然存活了下来！

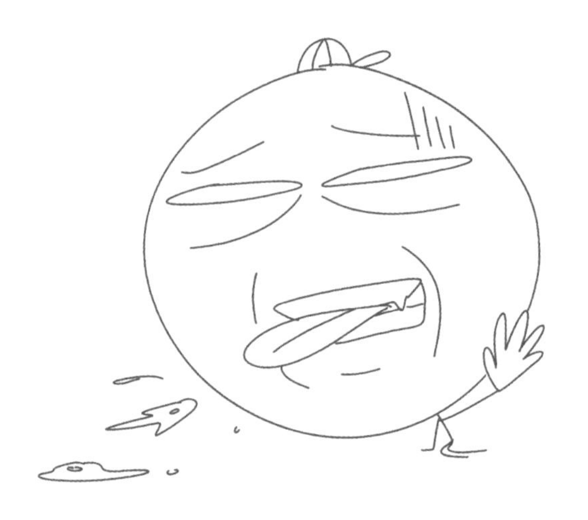

为什么舌头会影响说话?

我们舌尖下面黏膜的正中处有一个舌系带，前面说的唇系带，这次提到的是舌系带。舌系带过短会影响舌头的运动，比如说无法发一些音，例如翘舌音。很多小朋友在刚刚开始说话的时候往往说不太清楚，有一些老人就建议把这个舌系带剪了，但大部分婴儿是不需要剪的。语言的发育有一个生理过程，七个月前的婴儿舌头只会做前后运动。到了七个月之后婴儿需要依靠舌头把食物推到牙床两侧来运用牙龈咀嚼食物，这时舌头才会开始做横向运动。

人在学语言的过程中最早学会的是纯音，比如“妈妈、爸爸和嘎嘎”，小朋友比较喜欢发这个音。而舌尖前音和舌尖后音的发音能力是发育最晚的，比如说 zh ch sh r 这些发音，孩子们通常要等到四五岁才能够完全驾驭，发音系统才会发育成熟。

什么样才是舌系带过短呢？教大家一个简单的判断方法，就是伸出舌头之后看一看。如果舌尖呈现“W”形的凹陷或者一个小沟，就说明系带过紧了，把它牵拉住了。再者就是舌头伸出来无法超过下唇的红色边缘。这两种情况才属于舌系带过短。但是我们还是要说，随着身体的发育，舌系带会逐渐向舌根部回退，和唇系带一样，也会逐渐松弛或退缩，而这时舌头会变得更加灵巧。至于到底要不要剪，得等到宝宝四岁之后才可以判断。即使舌系带过短的儿童，经过语言训练也能够改善发音状况，大多数儿童并不会出现发音功能障碍。

唾液是怎么来的?

当我们用舌头舔舌系带时，是否感觉舌头下面一下子涌出了不少口水？这是我们口水来源的一部分，但不是最主要的来源。唾液是从口腔四周的腮腺、颌下腺以及舌下腺这三个地方分泌出来的。腮腺的唾液分泌量是最大的，腮腺的个头也最大，它藏在哪儿呢？大家可以感觉一下，是在我们外耳道的前下方咬肌后部的表面，耳朵根到咬肌的这一块位置，这里面就藏着我们的腮腺。

颌下腺在下颌的下三角内，具体的位置是在下颌骨体和舌骨舌肌之间。舌下腺最小，细长、形状略扁，它是位于口底黏膜的深面，而当我们咀嚼食物说话或唱歌的时候，这些腺体会分别通过一系列细长的管道把分泌出来的唾液引进口腔。这些出水口在哪儿呢？腮腺的导管开口是位于颊黏膜的中央，上颌第二磨牙的这个位置。而颌下腺以及舌下腺的唾液出口是位于舌系带的两旁。

除此之外，口腔黏膜下还有许多小唾液腺，下唇黏膜下是有许多小米粒一样的唇腺，这些小唾液腺经常会分泌出比较黏的唾液。亲吻的时候黏在别人嘴唇或者脸上的通常就是这种唾液！

一个正常的成年人每天的唾液分泌量大约是 1 ~ 1.5 升。如果活到

70 岁，大约会分泌 37 800 升唾液，能装满 80 个家庭浴缸。

除了让口腔保持湿润，唾液更是一种重要的消化液。虽然看起来好像和水没什么差别，但实际上唾液的成分非常复杂，99% 是水，还有很多有机物，主要是黏蛋白、球蛋白、氨基酸、尿素、尿酸、唾液淀粉酶和溶菌酶等。唾液当中还有一些无机物，比如说钠、钾、钙、酸氢盐、氯胺等。唾液当中还有一定量的气体，比如说氧、氮和二氧化碳。

唾液是一种消化液，另一种著名的消化液 —— 胃液的腐蚀性非常强，而相比之下唾液就很温和了，它的 pH 通常保持在 6.6~7.1。当我们吃一个冷冷的馒头或嚼干巴巴的曲奇饼干时会有点难以下咽，就需要分泌大量的唾液，让食物和唾液在咀嚼的过程当中充分混合，湿润食物团块。同时，唾液当中的消化酶就可以起到部分消化作用了。当我们吃完一顿大餐之后，唾液又会变成一种天然的优质清洁剂，在一定程度上可以冲洗食物残渣，借助液体的流动来清洁口腔，尤其是牙体表面和缝隙之间的一些食物残渣。

唾液还是重要的免疫屏障和酸碱调和剂。口腔环境温暖而湿润，是微生物非常非常喜欢的地方，能够给微生物提供充足的营养成分。数百种的口腔细菌常驻于此，而我们的牙齿表面有助于微生物繁殖，继而促使大量固有微生物积聚，形成生物膜。而口腔免疫主要就依赖于口腔黏膜和来自唾液的那层黏蛋白，唾液中的非特异性蛋白通过不同方式发挥着它们的作用，一些可以直接作用于细菌、病毒以及真菌，另一些则与唾液中的抗体结合，共同抗击外来侵袭。同时，唾液作为持续分泌的中性低渗液体，它的 pH 通常是 6.6~7.1。它能够作为一种稀释剂起到缓冲作用，阻碍细菌持续产生酸，调节口腔的 pH 到正常范围，以免口腔菌群失衡。

受到进食或者咀嚼产生的刺激性唾液含有较多的钙磷等矿物离子，这些矿物离子是牙齿的主要成分——羟基磷灰石的元素，因而唾液还能够帮助促进牙齿的再矿化，也就是强化牙齿，减弱致病菌的侵害。可以说，唾液是让我们牙好胃口也好的保障！

唾液的作用
唾液君
消化酶
清洁剂
酸碱调和剂
湿润食物
免疫屏障
强化牙齿

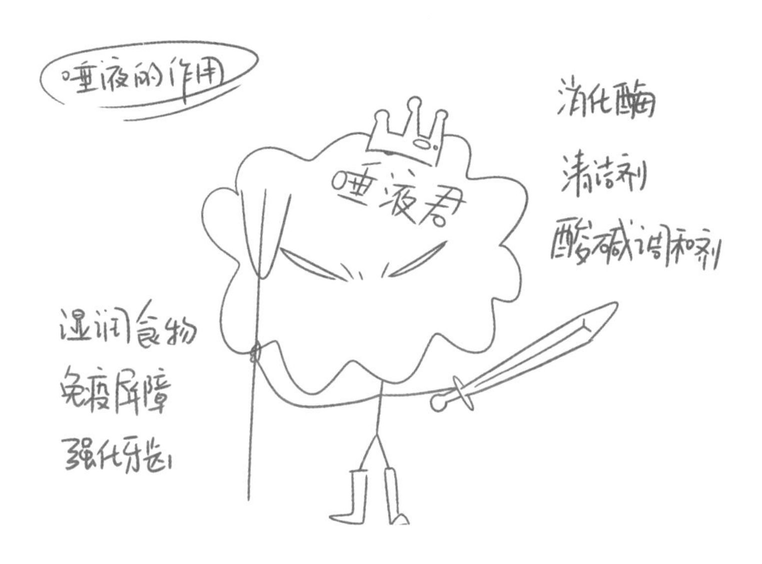

灯泡能放进嘴巴里吗？

大家有没有听过一个说法：灯泡不能放进嘴巴里，不然会卡在嘴里拿不出来。老式的用钨丝通电的白炽灯泡，个头比现在的节能灯泡大很多，塞进嘴里真有可能拿不出来。这和我们的头骨结构有关。如果你见过仿真头骨模型，就会发现下牙连接的下颌骨和上牙连接的上颌骨是分开的，下巴是可以摘下来的。连接上下颌骨的地方叫颞下颌关节，是颌面部唯一的左右双侧连动关节。它具有一定的稳定性，并能多方向活动，我们的下颌特别灵活，可以左右摆动，也可以上下开合，灵活度很高。

为什么要那么复杂呢？因为嘴巴太重要了。讲话咬东西都得用到它，但是讲话和咬东西对于骨骼的要求是不一样的。讲话要的是尽可能精巧灵活，但是咬东西，尤其是像我们的祖先，可能逮到个什么獐子、鹿之类的动物，肉比较柴，得大快朵颐，就要求坚固结实。所以为了满足这种双重要求，颞下颌关节就默默演化成了现在这种既能转动又能滑动的复合关节。一般来说两厘米内的小开口，关节就在自己的窝里转悠，而如果说超过两厘米，我们大张口，关节就会往前滑，使嘴巴能够张到 4 ~ 5 厘米，而这就是大灯泡可以放进嘴里却无法拿出来的原因。因为迎接灯泡的时候我们完全大张口，而拿出灯泡的时候，由于灯泡放到嘴巴里阻碍了关节充分前滑，关节就无法打开到最大张口了，可能只能张口 3 ~ 4 厘米，而这时就卡住了，灯泡出不去了。

确实有人把一个看上去很大的灯泡放进嘴里，又可以完好拿出来。但他可能有类似于蟒蛇的下巴，可以自由脱臼再复位。每个人的嘴巴都是独特的，这种实验因为少数的案例就得出一个绝对的结论是不严谨的。所以这个大灯泡塞进嘴里到底拿不拿得出来呢？拿不出来是真的，拿得出来也是真的。

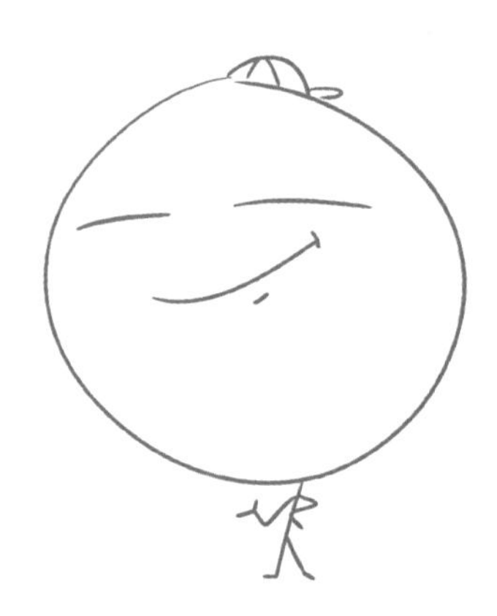

我们的舌头到底能尝出多少味道？

为什么我们能够感受到食物的味道？有哪些因素在影响我们的味觉对食物的喜好？你在不懂事之前，就知道了抓到什么东西先放到嘴里去尝一尝。我们觉得味道是好像自然而然就有的，但从来没有去想过，这个味道，到底是怎么来的？我们是怎么感受到的？

大家都知道，味道是舌头带来的，用舌头能尝出味道，对吧？但是直到 19 世纪初期，一位著名的生物学家贝尔才第一次发现，真正感受味道的器官，是舌头上一些密密麻麻的细小突起，也就是味蕾。

正常的成年人大约有 1 万多个味蕾，味道给人的感知是食物当中的一些化学元素（物质）让不同味蕾的一些受体产生的刺激形成的。

“酸甜苦辣，人生百味”，到底我们的舌头能尝出多少种味道呢？最早大家都知道舌头能够感受到甜、咸、酸、苦四种味觉，后来人们发现舌头还能够品尝出鲜味。那么，除了甜、酸、咸、苦、鲜五个味道，辣、麻、涩就不是味道吗?

说到“涩”味，比如说芒果这样的食物会有涩味，是食物的成分刺激了口腔，使蛋白质凝固时产生一种收敛的感觉。但是与其说这些是“味道”，不如说是一种“感觉”或者“刺激”，因为不是依靠味蕾来感知的。涩味不是食品的基本味道，而是刺激触觉神经末梢造成的结果。与之类似的，花椒的“麻”，还有薄荷味，都是触觉神经被刺激产生的感受，不是真正的味道。比如，“辣”味是由食物的成分刺激口腔黏膜、鼻腔黏膜、皮肤以及三岔神经而引起的一种痛觉，这就是为什么我们的手摸辣椒的时候也会觉得辣。

嗅觉在感受食物味道的体验过程中起的作用也是非常重要的。最简单的例子就是感冒时吃东西不香，没滋没味的，就是因为嗅觉系统受到了影响。你可以找一块草莓软糖，比较香的或者果味的软糖，把鼻子捏住以后咀嚼，能分辨出的是一点点甜味、一点点酸味，这块糖是软还是硬，但是没办法分辨出草莓的味道。这时把鼻子松开，草莓的味道就一下子全部感受到了。

除了味蕾之外，我们的舌头和口腔有大量的触觉和温度的感觉细胞，和我们的皮肤是一样的。在中枢神经里面，我们会把这些感觉综合起来，混合出多种多样的复合感觉，这就是为什么我们觉得不同食物在不同状态下的味道是千变万化的。

对于食物的口感是因人而异的，影响食物味道的还有个很重要的条件是它的温度。有人喜欢吃热腾腾的、烫一点的东西。一般来说，随着温度的升高，味觉会加强。最适宜味觉产生的温度是 10 ~ 40℃。40℃以上，会让人对于味道的感知不是特别敏感，你会发现，凉的鸡汤似乎更咸。人类的味觉对于温度的感知在 30℃ 的时候是最敏感的，大于或者小于这个温度，味觉都会变得稍稍有些迟钝。你试试看冰激凌，特别冰的、刚刚拿出来的时候，最好吃，而且不觉得甜。等它化了以后再喝奶昔，就会觉得又腻又甜。所以，温度会影响我们对于食物口味的清淡和浓重程度的感觉。

下面说说味道界的世界之最。但是要提醒大家，我们知道就好，千万别去尝！因为这每一种味道，都是生命无法承受之重。

世界上最酸的东西，来源于化学的酸，是一种叫作“碳硼烷酸”的化合物，这是世界上最酸的东西。酸性强度是浓硫酸的 100 万倍（此说法有待商榷），一滴都别碰！离得远远的！

世界上最甜的东西是非洲加纳一种野生植物“卡坦菲”中提炼出来的“卡坦精”，其甜度达到了蔗糖的 60 万倍。这得甜死多少头大象啊！

世界上最苦的东西是“苯酸铵酰糖化物”，这是一种白色结晶，如果稀释成 1000 万分之一的浓度，你都能够用舌头感觉到它的苦味。

世界上最辣的东西是一种叫作“泰兹珀”的番椒，含有 855 000 斯科维尔辣度的测量单位的辣椒素，处理这种辣椒的时候必须要戴手套，一般人只要稍微闻到一点这种辣椒的味道，立刻就会辣出眼泪。真能辣出人命！

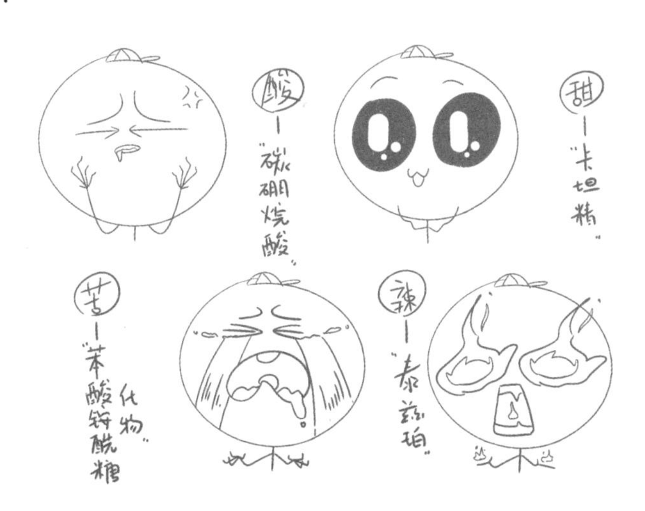

我们为什么这么臭？！

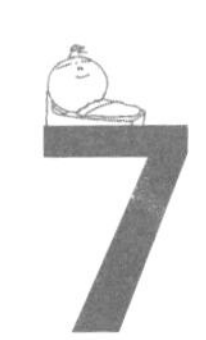

先问个简单的问题：是什么东西让我们的大脑感受到了臭？

毫无疑问，是各种气体分子。

没错，一些胺类物质会散发出腐败的臭鱼味；氨类和醛类则非常刺鼻，当然在汉语的语境下我们通常不用臭这个字来形容；上过高中的朋友应该很难忘记硫化氢的臭鸡蛋味。光是凭人的嗅觉能感觉到的恶臭物质就有 4 000 多种，这其中对人体健康危害较大的就有几十种之多。这些醉人的“芬芳”，有的会让我们呼吸不畅，恶心呕吐，烦躁不安，头晕脑胀，甚至把人熏倒，浓度高时，甚至还会使人窒息而死。

人真的是会被臭死的……

第二个问题，同样也不难回答：我们为什么会觉得这种味道是臭的，或者说，我们为什么不喜欢、甚至反感、害怕这种味道？

这是因为大脑认为这种气体有危险，它在试图提醒我们：“危险，准备逃跑”！

换句话说，厌恶臭味是人体的一种自我保护体制。因为一般带有臭味的物质都对人体有害，可能有毒或是带有病菌，在长期的演化中，厌恶臭味的本性可以帮助人类远离这些危险或致病因素。

所以，那些不怕臭的勇士 …… 都被臭死了 …… 怕臭的我们的祖先，获得了更多的生存优势。

所以，怕臭，没什么不好意思的。那接下来的问题则是，那些常见的臭味源，它们又为什么会这么臭呢？

比如：大便为什么那么臭？

屎味是怎么回事？

可能有人注意到了，便便的气味是各不相同的，就像它的形状那样；不同的人，在不同的时间，便便的气味也不太一样。

千奇百怪的便便的气味也预示着，便便的气味成分并不是唯一的，其中的成分颇为复杂。当然，如果单是用“臭”这个词来形容便便的气味，未免太单薄了一些。很多时候，在便便的臭味交响曲中，3- 甲基吲哚（粪臭素）味儿，占据了主流；有的时候，硫化氢的音量会格外抢眼；当然，在这样的旋律中，胺、乙酸、丁酸等等，也都此起彼伏地配合着。

吲哚和他的同系物、衍生物其实广泛存在于自然界，我们熟悉的茉莉花、水仙花香中都有它们的存在。比如 3- 甲基吲哚，是一种不错的生化试剂、也可以用于调制香料。应用时稀释，是配制茉莉花型的重要原料，也可以作为饮料、糖果、口香糖等香精加香之用。

关键的是，这东西的确就可以从粪便当中提取。

所谓过犹不及。吲哚就非常典型 —— 吲哚在低浓度时，味道可以说是沁人心脾；可高浓度的时候，又是催人作呕的粪臭味！

有些时候，臭和香就是这样，是个度的问题，又或者是一步之遥的距离。再比如：典型的挥发性低级脂肪酸之一丁酸，俗称酪酸，有难闻的酸臭味。它也是粪臭的罪魁祸首之一，但丁酸酯类却又各具不同的水果香味，在香精、食品添加剂、医药等领域有广泛的应用。

至于为什么，吃进去之前明明是好好的、香喷喷的东西，为啥在咱们的身体里走了一遭之后，味道就变得如此可怕？这就要感谢“肠道细菌”的辛勤付出了。

我们的消化道很长，食物在胃和小肠内进行消化时，主要是各种消化酶的作用。而到了大肠的结肠部分时，则是细菌的主战场 —— 结肠内生活着许许多多种细菌，好多名字都是如雷贯耳，大肠杆菌、葡萄球菌、链球菌、乳杆菌，还有厌氧杆菌、变形杆菌等等等等。说个非常可怕的数字 —— 成年人肠道内的微生物数量高达 10^{14} 个，接近人体体细胞数量的 10 倍；质量达到 1.2 kg，接近人体肝脏的质量。

肠细菌的重要作用是能产生生理需要的物质，如食物缺乏维生素时可在肠内合成维生素 K、维生素 B1、B2、维生素 H、维生素 B12、B6、叶酸和消旋泛酸。所以对我们非常重要，但同时，它们也赋予了粪便诸如吲哚、硫化氢等这些独特的味道。

据研究表明，大肠杆菌会制造吲哚，对大肠杆菌来说，吲哚是个警告讯息。细菌在侦测到附近有吲哚时会提高警戒，其中一项改变就是会启动一些机制来对付抗生素。想象一下这种场景，在细菌族群里如果有一个细菌发现附近有抗生素出现，它便会快速释出吲哚，警告其它同伴们赶快应变。就像群居的土拨鼠会用叫声告诉同伴敌人来了快躲起来一样。

目前已知超过 145 种革兰氏阳性和阴性细菌能产生吲哚，其中包括许多病原菌。（革兰氏阳性菌和革兰氏阴性菌是利用革兰氏染色法来鉴别的两大类细菌。）

常见的革兰氏阳性菌有葡萄球菌、链球菌、肺炎双球菌、炭疽杆菌、白喉杆菌、破伤风杆菌等；常见的革兰氏阴性菌有痢疾杆菌、伤寒杆菌、变形杆菌、及霍乱弧菌等等。而随着细菌密度感应系统及其信号分子作用机制研究的深入，吲哚已被证实是肠道病原菌如致病性大肠杆菌、迟缓爱德华氏菌、霍乱弧菌等一类细胞间重要的信号分子。

也就是说，不仅仅是大肠杆菌用吲哚来通风报信，其他细菌也会这样干。

同时，吲哚还会参与细菌的多种生理活动，如毒力、抗药性、生物膜形成、运动性、质粒稳定性、抗酸性、孢子产生等。更为重要的是，吲哚及其衍生物还参与协调菌群竞争，有益于人体肠道菌群平衡和免疫系统。

所以说，适当地臭，还是需要的。另外，由于每个人的肠道微生物组都不尽相同（就像基因），这也导致了即使吃了同样东西的两个人的便便气味也可以大不一样。

而即使同一个人，每天便便的气味，也会存在差异。当然，比如有一种情况下的便便，气味通常比较“美妙”—— 就是肉吃多了，或者说蛋白质吃多了！

这种醉人的气味，则和“蛋白质的腐败作用”密切相关：正常情况下，约占食物蛋白质 5% 的未被消化的蛋白质，以及未被吸收的氨基酸、小肽等消化产物会经历这种作用。

蛋白质的腐败作用是细菌的代谢过程，以无氧分解为主。

腐败作用的大多数产物对人体有害，如氨基酸脱羧反应会产生胺类、脱氨基反应则产生氨。这些是什么气味，不清楚的朋友可以看下文章开头。当然，另外也伴随着苯酚、吲哚、硫化氢等等。不过，腐败作用也不是一无是处的 —— 同样会有少量脂肪酸、维生素等可被机体利用的物质产生。

所以，一般来说：肉食者的便便往往比较臭，草食者的便便闻起来则清新许多。

屁味是怎么回事?

组成屁的主体成分包括氮气、氢气、二氧化碳、甲烷和氧气。这些成分中，有一部分是随着食物一同吞咽进来的，例如氮气，有些则是肠道菌群活动的结果，例如氢气、二氧化碳和甲烷。这三种气体的体积总和可达到总体积的 74%。

这三者有个共性 —— 都是无色无味的！另外，由于屁里存在着不少氢气和甲烷，这也是屁可以点燃这个梗的出处。

当然，和粪便的成分类似，屁的组成配比在不同的人身上也会有所不同。而屁中真正有臭味的气体来自不到 1% 的成分——历史上，吲哚、三甲基吲哚、氨气及短链脂肪酸都曾被认作是臭屁的罪魁祸首，但是最新研究则表明，屁的臭味来自挥发性硫化物：硫化氢、甲基硫醇、二甲硫醚、二甲基二硫、二甲基三硫等。而吲哚、3 - 甲基吲哚对于屁臭味的贡献倒不像是粪便那么大。

对屁臭味贡献最大的是前三种挥发性硫化物，虽然不同饮食结构对成分也会有所影响：根据一项非常有味道的研究，这其中硫化氢的浓度最高，每升屁里大约有 1 微摩尔左右；甲基硫醇其次，大约是 0.2 微摩尔；二甲硫醚则在 0.08 微摩尔左右。不过，这项研究主要偏重“豆类饮食者”的屁。另一项研究则认为，正常饮食者的屁里，起着决定性作用的还是“甲基硫醇”。

屁中的硫化氢水平会随着我们吃进的食物产生显著波动。通过检查7位身体健康者的粪便，研究团队发现将屎和半胱氨酸混合之后，会导致肠道细菌释放的硫化氢增加7倍。半胱氨酸是肉类、鸡蛋、乳制品和其他蛋白质中的主要含硫成分。

但是如果把屎跟四种吸收缓慢的碳水化合物混合，硫化氢的释放就会大幅度下降。这些碳水化合物没有被完全消化就经过了小肠，接着在大肠里接受细菌的进一步发酵。

所谓的“健康饮食”推崇的食物，其中两种碳水化合物 —— 土豆、香蕉、豆类、谷物中含有的抗性淀粉，以及小麦、菜蓟（一种可以吃的怪怪的玉米味的花）和芦笋中含有的果聚糖 —— 能减少约 75% 的硫化氢生成。这些食物是高度可发酵的，意味着它们在蛋白质之前优先被分解。

也就是说，发酵过程集中在它们身上，而不是蛋白质上，所以硫化氢就减少了。

所以总结就是：如果你放屁特别臭，你就要少吃点蛋白质，多吃香蕉，世界会因你变得更加美好。

尿骚是怎么回事?

其实，健康人的新鲜尿液的正常气味并不算难闻，甚至具有特殊微弱芳香气味。我们常说的尿骚，则是放置过久被细菌污染后，呈现的氨味。当然，如果你喜欢吃大蒜、葱头、辣椒或其它什么带特殊气味的药物时，尿味会比较特别，有时甚至发臭。

这里主要提醒大家几种特殊的尿味——比如，如果你闻到你的尿有特殊的类似苹果的味道，你要小心是不是患上糖尿病酮症，当然这种情况在酸中毒或饥饿时也会出现；如果氨味或者说臊味很重，说明尿在体内已被分解，是膀胱炎或尿潴留的表现；腐败腥臭味，常见于膀胱炎及化脓性肾盂炎；患有膀胱结肠瘘的病人，尿中常带有粪臭味。

异乎寻常的尿味，可能意味着异乎寻常的身体状态。

腋臭是怎么回事?

我们人类的汗腺在哺乳动物当中算是比较发达的。当然，另一个事实则是，哺乳动物都会有汗腺，只是多少的问题，有些哺乳动物四肢末端才有小汗腺。就算我们一直说不会出汗的小狗也是有汗腺的——狗狗的小汗腺主要分布在四爪上，你看到的狗狗的小脚印，就是因为有汗腺的原因。在哺乳动中，只有灵长类动物全身都有小汗腺。

人体的汗腺分为两种，前面说的小汗腺分布全身，排出的汗比较稀，里面只含少数的盐分及乳酸尿素啥的，在正常情况下没有味道。另一种则是大汗腺，学术点叫“顶浆汗腺”，只集中分布在腋下、乳晕、阴部、肛门周围和外耳道里，从这些地方排出的汗里含有多种蛋白质和脂肪酸等多种物质。

正常情况下，大汗腺分泌物本来也是不臭的。这些分泌物正式被体表的细菌分解以后才有了臭味。因此，细菌与大汗腺分泌物共同作用才是造成体味大的主要原因。

出过国的朋友，或者接触过非东亚人的朋友，可能会对一些外国人身上浓郁的体味留下深刻的印象。通俗点来说就是，似乎老外的体味普遍比较重。

这其实并非是我们东亚人的“幸存者偏见”—— 事实就是如此：绝大多数东亚人就是没什么体味。但世界上其他地区的人，则几乎都有明显的体味！

本来人人都是有腋臭的，但后来因为基因突变，我们东亚人的祖先开始变得越来越没有“味道”。

这还得从大约 2000 代以前的我们的祖先那里说起 —— 当他们进入亚洲温带以后，第 16 号染色体中部的 ABCC11 基因上第 538 位碱基发生基因突变。这一次突变让这一基因编码的脂类转移酶结构和功能发生了巨大改变，汗液中的脂肪酸类物质减少，细菌没有了分解的原料，因此体味就逐渐越来越淡。而基因检测也表明，大多数东亚人拥有 ABCC11 基因上的这个突变。而如果你没有这个突变的话，很不幸，你就是拥有明显体味的那一类！

脚为什么会臭？

脚上是没有大汗腺的，但还有小汗腺，小汗腺也叫排泄汗腺 —— 前面说到，除了唇红部、包皮内侧、龟头外部及阴蒂外，小汗腺在人体的其它部分均有分布，在头部、腋窝、背部、手掌、脚底等部位分布得尤其多。而手心、脚心正是小汗腺分布密度最大的部位，脚心每平方厘米有 620 个腺，而人体其他部位每平方厘米仅有 140 ~ 340 个。

人类学家是脑洞过 —— 说是人体手脚出汗是为了防滑。当人紧张的时候，特别容易手脚冒汗。想象一下，当我们的非洲祖先遇到个狮子鬣狗，或者准备活活“跑死”条羚羊的时候，这时候就需要“脚底抹汗”来增加抓地力，这个技能使他们能够活下来。如此这般，这种基因被筛选并保留了下来。毕竟，适当的汗液会很好地增强我们的抓握能力（比起极其干燥的手脚而言）。同理，手心会出汗也一样，抓个树枝啥的都需要（配合指纹效果拔群）。

总之，在没有鞋的时代，出点脚汗很好！

前面说了，脚掌每平方厘米有 600 多个汗腺。也就是说，一只平均尺码的脚上，大约有 25 万多个汗腺，一天下来分泌的汗水以及其中包含的乳酸尿素啥的可是非常可观的。

本来这种情况问题不大，但当有了鞋子与袜子以后，一切都不同了。尤其是当鞋穿得很紧密，透气性又不好的时候。除了鞋子里的湿度温度感人之外，皮肤表面的PH值会产生变化，由原本的 PH4.4 升高到 PH7 左右，而且会放出二氧化碳气体。

这对微生物来说简直就是天堂，而且皮肤坏死的角质层又给它们带来了足够的营养，于是，这又是一支细菌谱写的化学分子交响曲了：乳酪短杆菌，可将角质蛋白中的甲硫氨酸分解形成甲基硫醇，这种代谢物的气味和乳酪发酵的气味很像——这是弦乐组；

皮脂中的脂肪成分被金黄色葡萄球菌分解，会形成短链脂肪酸——这是木管组；

汗水中的尿素被细菌分解成氨——这是铜管组。

而当这几种摄人心魄的味道混和在一起，最终便产生令人难以忘怀的“男生宿舍”的气味。

还有种严重的俗称“香港脚”的脚臭，这里面拿头功的则是一种真菌——白癣菌。过厚的老旧角质，在汗水的浸润下，会变成细菌及霉菌所需的营养来源，促进细菌、霉菌的增生繁殖，恶化脚臭的形成。

为什么有时候我们喜欢臭味?

虽然人人都非常讨厌屁味，但是如果教室里忽然传来一声“谁放屁了”的疑问，相信几乎所有的人，都不会立刻捂上鼻子，而首先则是用心地“气沉丹田”去嗅探 —— 直到闻到了这种神奇的气味后，才装模作样地“呦”一声，并且捂上鼻子。

类似的情况，还出现在了抠完脚丫、腋下或者其他什么地方的时候。我们为什么明知道某个气味会很臭，可还是忍不住要去先闻一闻呢?

心理学家 Paul Rozin 在 2013 年描述了这种效应，称之为良性自虐。他的团队找到了 29 种人们逻辑上不应该喜欢但实际上却很享受的活动。这其中有些比较常见，比如看恐怖片、吃辣椒、挤痘痘等等。而这些体验的关键在于，都是“安全的挑战”。用 Rozin 的话说:“坐过山车就是最好的例子，你心里清楚其实没问题，但你的身体却不知道，这就是乐趣所在。”

研究厌恶感的科学家则说，这有点像小孩玩战斗游戏，她说:“玩耍的心态让人在较安全的情况下进行尝试，以便为真实发生的时候做准备。”毕竟，厌恶感的存在也是有意义的。

大多数人感到厌恶的东西可能会让人生病。不过，我们的厌恶感又挺佛系的。比如，对自己的屁味我们通常并不在意，但闻别人的屁就会觉得无比恶心 —— 腋臭和脚臭也是同样的道理。这种弹性的厌恶感既可以保护我们不受他人的威胁，同时又让我们可以容忍自己本该恶心的东西。比如自己的味道、孩子的排泄物等等。

最臭行星：天王星

天王星的大气层富含硫化氢。也就是说，它闻起来像臭屁和臭鸡蛋。在天王星的云顶，硫化氢以冰的形式存在，浓度为 0.00004%~0.00008%。这种浓度是什么概念呢?

飞到天王星云顶，吸一口空气（假设其它因素杀不死你），你就会感受到浓烈的臭鸡蛋似的屁味儿。

天王星和木星、土星形成鲜明对比。这两颗气态行星的云顶不存在硫化氢，但存在氨。

另外，光谱线显示，天王星上的氨比预期的少。这意味着，天王星和木星、土星的形成过程存在差异。虽然天王星闻起来很臭，但它为科学家提供了珍贵的研究资料。科学家能够借此研究太阳系的早期历史，以及其它星系中类似行星形成的所需条件。

【餐单后的小点心】

喜欢吃臭豆腐的各位美食家，试试挑战别的东西吧 ——

日本纳豆了解一下；蓝纹奶酪了解一下；瑞典臭鲱鱼罐头了解一下。

哦对了，还有 —— 遥远的格林兰岛的一种食物，Kiviaq。为了抵御食物短缺的寒冷月份，当地人将现有的食物巧妙地包装在一只海豹身体里。

具体要怎么做呢?

先准备一只海豹尸体挖去内脏，然后在死去的海豹肚里放 70 ~ 80 只海鸟，埋起来发酵，过几年再把海豹挖出，然后割开肚子，取出海鸟。

因为羽毛不会发酵，所以还会保持海鸟原来的形状，直接拔掉鸟的尾巴，用嘴从海鸟的肛门吮吸，把已经发酵腐化的内脏吸出来，据说可以得到海绵般的口感和极刺激的味觉享受。

第三篇

情绪原来是这样

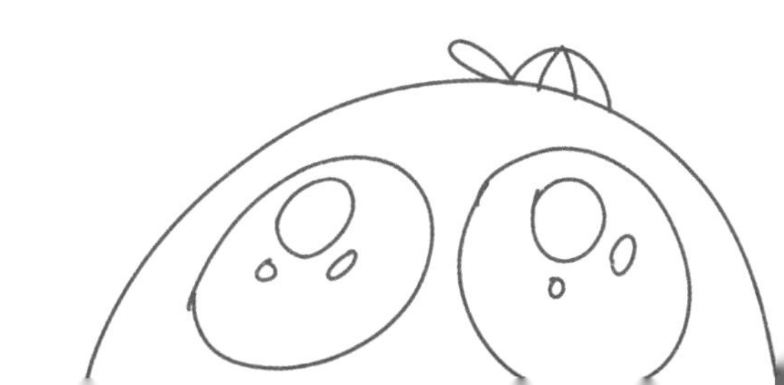

我们为什么会恐惧？吓尿并非不可能

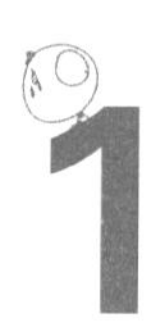

想象一下这样的场景：一个没有月亮的夜晚，十二点的钟声刚响过，家里只有你一个人。灯已经关了，除了电脑发出的光和声音之外，整个屋子非常寂静。忽然有一些奇怪的声音从厨房传来，正当你调低了电脑音量准备细听时，忽然“哐啷”一声，厨房的门猛地关上。你战战兢兢查看之后，发现是厨房的窗户没关好，一阵风把门带上了。

如果你在家里经历这样的场景，很可能会呼吸加速，心跳加快，全身肌肉都紧绷起来了。如果你在床上的话，可能会躲到被子里面。在那一瞬间你做出了生命遇到了危险时的反应，身体表现出一种对抗或逃避的状态，这是一种对任何生物都非常重要的反应状态，虽然很多时候其实根本没有任何危险发生。

究竟是什么导致了这种恐惧反应呢？恐惧到底是怎么回事呢？让我们一起来思考我们为何会恐惧。

战斗还是逃跑?

恐惧是大脑当中的一系列反应，从某个令人紧张的刺激开始，然后释放出可以令人心跳加速、呼吸急促、肌肉紧绷等系列反应的化学物质，这些反应也被称为对抗或逃避，也有一种说法叫作“战斗逃跑反应”。

这种刺激可能是一只蜘蛛、一只老鼠，也可以是厨房里杯子坠地的声音、抵在咽喉处的一把刀，又或者是台下的一大批观众（对于不经常上台的人来说，第一次上台也是一种非常恐怖的经历）。

其实每个人心里或多或少都有几样让自己觉得特别恐惧的东西。但是恐惧源于哪里？有一种说法是，大多数常见的恐惧是来源于可以杀死我们祖先的东西，比如动物恐惧症 —— 对蜘蛛、蛇的恐惧；自然环境恐惧症 —— 恐高、深海恐惧；情景恐惧症 —— 幽闭恐惧；血液注射受伤恐惧 —— 对针头的恐惧、晕血。这也是如今比较常见的四种恐惧类型。

如果我们不会感到恐惧，不会感到害怕，恐怕我们就无法长久生存下去，可能会直接走向车流或者毫无防备地去戏弄毒蛇，肆无忌惮地和患重传染病的病人同居一室。恐惧的目的都是为了更好地生存。

在人类社会漫长的进化过程中，对某些食物应有的恐惧也使人们一代一代地生存下来。如果你身上有某种恐惧，很可能是从父母那儿继承的，当然，日常学习也会形成恐惧，在威胁本身之外，是你对威胁的解读控制着你的恐惧程度。

恐惧是如何产生的?

恐惧背后的运作机制是怎样的呢？前面讲过脑细胞，大脑是一个非常复杂的器官，由超过 5 000 亿个神经元构成一个非常复杂的信息传递网络，而这个网络是我们所感所想和所为等一切事情的起点。有趣的是，许多恐惧反应几乎是完全自动的，我们并不是有意识地去触发它，有时直到出现恐惧反应之后，我们才会意识到发生了什么。

恐惧反应中存在两条路径，低层次路径是一种杂乱的路径，另一种高层次路径需要经过一定的时间，可以给出更加精确的事件解读，这两个过程是同时发生的。

先说低层次路径。低层次路径有一个比较好玩的出发点，就是不心存侥幸。比如厨房的门突然关了，这时可能是厨房的风，也有可能是闯进来的贼。大脑先假设是贼，会更安全一些。

低层次路径的出发点是先把事情往最坏的方向想，给身体带来一种反应，再看一看到底是怎么回事。关门的撞击声是一种刺激，当听到声音并看到门关上之后，大脑立即会把声音信息发送给丘脑，丘脑为了保险起见，第一时间又把信息发送给了杏仁核，杏仁核一看，可能有危险，于是命令丘脑启动“对抗或逃避”反应。如果你所看到、所听到的真是入侵者，这样的反应就可以保护你的生命安全。

再来说说恐惧的高层次路径。低层次路径启动是“以防万一”，而高层次路径则会考虑所有的可能，会判断是夜贼还是风。经过一系列复杂而迅速的处理之后，高层次路径会对可能的危险评级，做出最终的判断。这通常会花费一两秒钟的时间，比低层次的路径慢一些。所以你往往是先害怕了之后，再反应过来是怎么回事。

无论哪条路径，最终都关联着“对抗或者逃避”这一古老生存反应。当害怕出现的时候，身体内有两个系统被激活了，交感神经系统和肾上腺皮质系统。交感神经系统使用神经通路来启动身体当中的反应，肾上腺皮质系统则使用血流，这两个系统的组合作用就产生了对抗或逃避反应，我们的所有技能瞬间提升。当下丘脑感知到交感神经系统启动的时候，身体器官运行加速，肌肉紧绷，变得非常警觉，肾上腺素等数十种其他激素会导致身体发生各种各样的变化，包括心率加快、血压升高、瞳孔放大（为了让我们在黑暗中获取更多的光线）、血管收缩（向主要的肌肉群输送更多血液，这也解释了为什么我们在恐惧的时候往往伴随着一阵寒意，因为皮肤当中没有足够的血液来保暖了）、血糖升高、肌肉绷紧（因为肾上腺素和葡萄糖而充满力量，这就是在害怕的时候会起鸡皮疙瘩的原因，当和皮肤表面每根汗毛相连的小肌肉收紧，会连带着收紧皮肤，使汗毛竖起来）。

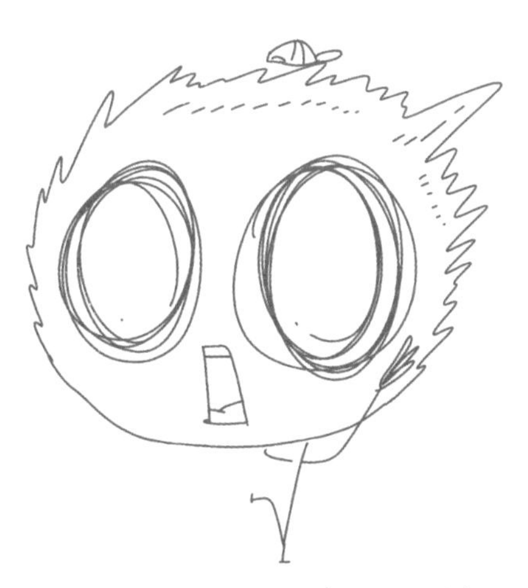

与此同时，平滑肌会放松，这是因为氧气进入肺部，那些对于抵抗危险来说不重要的系统——消化系统、免疫系统在这时会关闭，以便为应急关头提供更多的能量。

“吓尿”虽然是一种夸张的说法，但并非不可能。意外的惊吓有可能会使尿道括约肌失控，导致尿液漏出。这是“对抗或逃避”反应在特殊情况下的副作用，当然，“吓尿”还有很多其他原因。

很多时候，让我们害怕的其实是一些明明没有发生或者根本不存在的事物。我们当中的大多数人早已经不在野外谋求生存了，但是来自古老本能的恐惧仍然困扰着我们。过去，比如说在远古，在河边喝水的时候忽然撞见了一头狮子，这种本能会起到一种保护作用。在今天依然如此。不同的是，现在我们不会半夜为了抄近路而去走寂静、幽深、狭窄的小巷，同样是基于生存进化而做的一种决定。具体的刺激变了，但是我们面临的危险其实和数百年前、数千年前一样多，恐惧本能仍然以同样的方式在保护我们的安全。

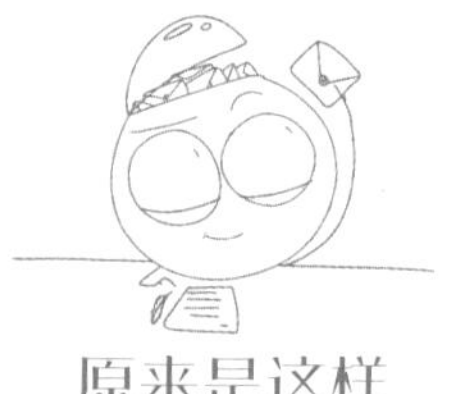

恐惧和联想

对人类来说，除了本能，恐惧还涉及其他因素，比如我们会预测可能发生的可怕事情，这些事有可能是我们听到的、读到的、在媒体上看到的。最经典的例子就是绝大多数人并没有经历过飞机失事，但是很多人坐飞机的时候仍然会紧张地抓紧扶手。还有一个比较常见的例子，很多人走在悬崖边会幻想如果自己掉下去该怎么办。

恐惧还涉及另一方面的因素，那就是条件反射。条件反射解释了为什么有些人怕狗，而有些人把狗当成家庭成员。人们对狗的恐惧可能是某种条件反射导致的，比如有人在三岁的时候被狗咬过或者被狗吓过，在二三十年后，这个人的大脑中仍然会把狗与被咬这件事联系在一起。

人真的会“吓死”吗？

我们害怕的时候，很多人会说“吓死了”，但是真的会被吓死吗？吓死和吓到完全不一样，但是人是真的会被吓死的。被吓死的可能性和一个人心脏的健康程度密切相关，受到惊吓的时候，人的对抗和逃避反应被触发，肾上腺素疯狂分泌，这就导致了我们前面说的心跳加速等现象产生，结果是我们的机能在短时间内迅速增强。因此，过度惊吓可能会让身体超负荷运转，在极度恐惧之下，心脏会受不了，导致心脏组织受损，甚至停止跳动。有研究发现，在世界杯期间，心脏病的发病数在被淘汰的国家增长了一倍多，对方球员进了一个球，会导致很多人心脏病发作。

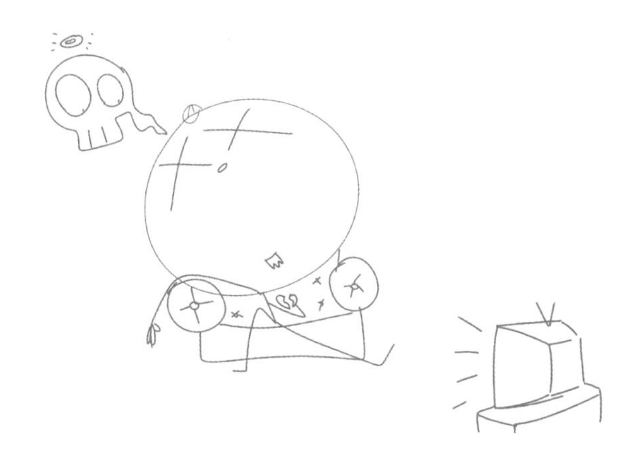

其实无论哪种恐惧，只要不会对生活造成非常严重的影响，保留一点也无妨，毕竟，有了恐惧才有了如今的我们。但如果是吓死，那就另当别论了。尽管研究者并不完全清楚什么样的人最容易被吓死，但是我们知道心脏功能正常的人被吓死的可能性是极低的。普通人可以训练自己，换个方式看待恐惧，或许可以减轻恐惧带来的应激反应。换句话说就是，练练胆子，然后不断告诉自己，这都是自己在吓自己。

我们为什么会哭泣？这是一种非常高级的交流方式

2

有一系列关于哭的问题，随便问几个就能把很多朋友问倒。

为什么人一哭，鼻子会感觉酸？在哭之前，大家都说鼻子一酸，然后就哭了。这个现象背后有一些科学道理。说到哭，我相信没有一个人从小到大没哭过。哭的确是人类最基本的一种本能。我们经常哭泣，经常到什么程度呢？在20世纪80年代，美国明尼苏达大学对300多名男女做了一项研究，他们发现，女性平均每个月要哭五次，男性差不多是每个月哭一次。作为一个男性，我觉得每个月一次的频率高了一些。我印象当中上一次哭，大概在半年前。有什么伤心事要哭呢？比如看一部电影，被情节带动而伤心。大家会觉得女性比较多愁善感，是人的性格问题或者整个社会文化的问题，但是除了文化的现象之外，也可以从生理学的角度来解释。

流泪和哭是两码事

先来说一下眼泪的作用。眼泪不仅仅是人类才会有。我们常说鳄鱼的眼泪，网上也会有很多照片，比如拍到大象哭了，小狗哭了等。眼泪有什么作用呢？首先，它有冲洗和稀释的作用，有时候眼睛进沙子了，就会感觉眼睛痛，这个时候，眼泪就好比汽车的雨刮器或者玻璃水，能够保护我们的角膜和结膜。眼泪还有润滑作用，眼泪在角膜表面会形成一层 6 ~ 7 微米厚的平滑的液体薄膜，不但可以使眼球表面保持湿润，也可以润滑眼球，让它能够很灵活地转动，使角膜表面更加光滑细腻。

人类在眨眼的时候让整个眼球上一层眼泪得到补充，得到润滑。这样看来，不是流出来的才叫眼泪，泪腺分泌的液体是含在眼睛里的，我们无时无刻不在产生眼泪。

眼泪还有杀菌的作用。因为泪液的 pH 在 6.5 ~ 7.5，含有很多特殊的杀菌物质，其中有溶菌酶，能够破坏细菌，使细菌溶解死亡。眼泪当中还有铁蛋白和免疫球蛋白等，都具有抗菌和抑菌作用。总地来说，眼泪本身是一种用来保护眼睛的物质。动物也会流眼泪，所以流眼泪和哭是两码事。

动物会哭吗?

很多人看到动物流泪的感人照片会转发。眼泪来源于泪腺，所有眼球会动的动物几乎都有泪腺。不过，即使动物真的流泪了，我们也无法得到一个科学依据证明这样做是在表达某种情感，因为我们无法和动物真正交流。

动物流眼泪，很可能跟我们眼睛进沙一样，因为感染或者其他原因造成的。但是这样一说，我们便无法把它们的情感和眼泪联系起来。举一个和我们比较相近的例子：年幼的黑猩猩如果和母亲分开，确实会啜泣和尖叫，看上去很悲伤。但我们有把握说它们就是在哭吗？猩猩和婴儿一样，是在表达一种状态，它需要得到母亲的关心，需要母亲给它喂食。虽然婴儿和幼小的猩猩从本质上来看没有区别，但是我们依然要说，它们的这种反应和人类在表达情感时的哭泣是不能画上等号的。人类的哭为什么如此特别呢？并不是因为我们会哭喊，我们会本能地发出这样的声音、流泪，而是因为我们充满感情。

我们为什么要哭泣？

也许是在远古的某个时期，我们祖先的泪腺和掌管感觉与表达深层情感的大脑区域之间突然出现了神经元的连接。神经元，就像所有遗传变异一样，导致流泪的变异最开始源于一个奇妙的错误。为什么是错误呢？也许我们的感情和流泪是没有关联的，但恰恰是因为这种错误带来了某些正面效果，最终没有被自然选择所淘汰，也就从祖先那里继承到了现在。

那么问题就来了，我们的哭泣到底带来了什么好处呢？研究者已经有了一些眉目。前文提到过，哭泣的原因有很多，我们可能会因为疼痛、因为悲伤而哭泣。如果说得复杂点，这是一种非常高级的交流方式，它把人们紧紧地联系在了一起，而其他的动物都没有这样的能力。也许大猩猩会哭，狗会哭，但是两只狗之间不会因为哭而获得同情或安慰。这就是人类的高明之处，正是因为这种特性，帮助我们祖先团结一致，最终生存下来，而且不断地发展壮大。

为什么长大后哭得越来越少？

如果哭真的有这么好，那就应该多哭。原因很简单，人刚刚来到这个世界上的时候就会用哀号来表达一种信号。这个时候，我们不能说是悲伤。婴儿刚刚来到世界上的那一声啼哭肯定不是因为伤感，而是因为某种刺激。婴儿出生之后，一直到三四个月，通常还没有学会怎么去笑，更不懂得用肢体动作或语言来表达某种欲望，于是就只有哭这样一种简单粗暴的方式。而且哭声通常是非常刺耳的。

哭根本不用学。当婴儿快满一周岁的时候，哭泣就不再频繁了，因为通过学习掌握了一些其他的技能，比如笑、用手比划、开口说话。有了各种技能之后，就再不需要哭了。他们能发出“咿咿呀呀”的叫声，或者扔身边的东西来引起大人的注意。

成人以后呢？我们哭泣的原因就更多了，因为不可避免地混入了情感的因素。哭泣所携带的信息不再是身体不适或者生理需求那么简单，已经正式和大脑的高级功能以及越来越多的微妙情感建立起更深层的联结。哭泣成为一种明确的信号和社交需求。哭的时候可能会很累，但哭完之后又会感觉到释放，心里舒服多了。

为什么流眼泪的同时会流鼻涕?

当一个人非常伤心痛苦的时候，就会泪流满面，经常被形容成一把鼻涕一把眼泪。这是因为过多的泪水，会经过泪小管、泪囊和鼻泪管，这些都是和鼻腔相通的，简单来说，就是眼睛和鼻子是相通的。生活中的另一个例子，就是滴眼药水的时候也会有药水顺着鼻腔流出来，流到嘴里，这些通道都是相通的。

在哭泣的时候，本来眼泪是可以通过眼睛外流出的，会蒸发掉。但是由于哭泣的时候泪水太多，还需要其他通道排出来。眼泪经过鼻腔流出，但必定还有鼻涕在，不可能完全是眼泪。不能说我们流的鼻涕都是眼泪。

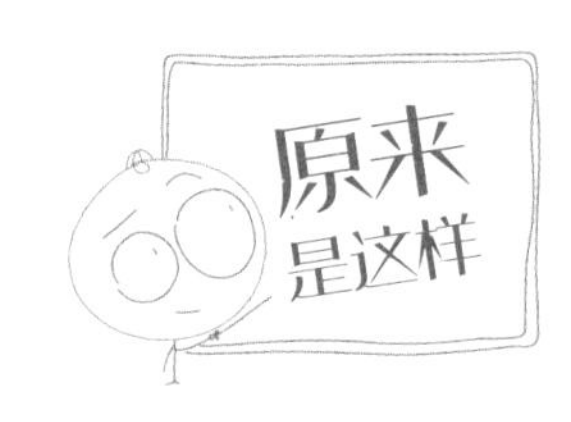

眼泪有三种

这么说来，我们有三种眼泪，第一种是保护眼睛的；第二种是受外界刺激的生理现象，比如被洋葱辣到眼睛；第三种就是人类特有的，因为情感造成的，或激动或感动或悲伤。有人对这三种情况做分析，发现最后一种感性的眼泪里有独特的化学成分。美国明尼苏达大学的一个生物化学家叫威廉福·雷，在研究感性眼泪时发现其中的蛋白质种类比反射性眼泪多20% 到 25%，钾的含量更是后者的4倍，比血清当中的高 30 倍。最关键的是这种眼泪当中还富含激素，有肾上腺皮质激素 —— 人在承受压力时候释放的一种激素，还有催乳素，其作用是控制泪腺上的神经，传递受体。催乳素这种物质，女性要比男性分泌得更多。人在焦虑不安或者压力过大的时候会产生过量的肾上腺皮质激素，女性体内高浓度的催乳素可以解释女性为什么比男性爱哭，特别是在青春期之后。由于大量激素存在，当我们经受感情冲击的时候，人体就会用体内的水把这些多余的化学物质给冲走。

会有人劝哭泣的人：哭吧，哭出来就没事了。你别说，这还真有科学道理。我们排出体外的除了毒素还有那些激素，而不仅仅是水那么简单。

为什么流泪时鼻子会发酸？

明白上面这个问题，再来说说相关的另一个问题：流泪时鼻子为什么会发酸。眼泪的味道是咸的，盐刺激鼻孔，所以会感到鼻子发酸。前面还提到外界刺激的典型案例，就是洋葱。洋葱当中有一种刺激性的物质会挥发在空气当中。这种物质叫丙硫醛氧化硫，大家不需要去记这个专业名词，只要知道这是一种氧化硫的挥发性物质。这种物质不但刺激人的嗅觉，也会刺激人的眼睛，造成人泪流不止，眼睛红肿。有些人打喷嚏的时候也会流眼泪。丙硫醛氧化硫的特性就是特别容易溶解于水中。我们说过，人类眼球表面始终包裹着一层眼泪，也就是始终包裹着一层水，这种丙硫醛氧化硫会溶解于这一层泪水。我们在切洋葱的时候，丙硫醛氧化硫就一起涌向我们的眼睛了，而且会争先恐后地溶解在我们眼球表面的泪水当中。它还会进而生成一种低浓度的亚油酸，进一步深入我们的眼球，于是就会有愈演愈烈的感觉。

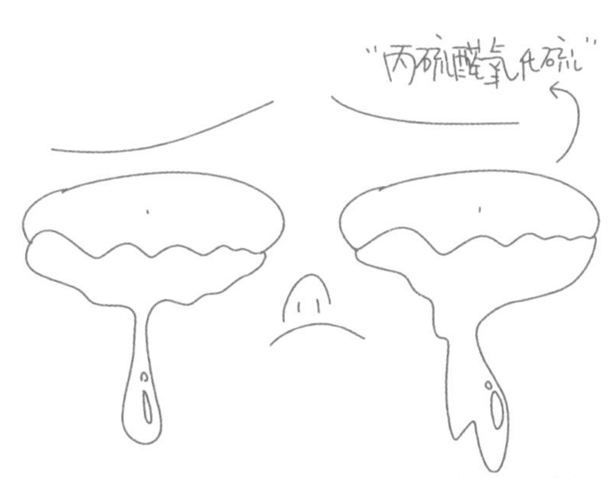

既然是这样，有什么办法可以避免在切洋葱的时候不流泪呢？最好的办法就是找一盆水，在水里切洋葱。还有一个办法，就是把洋葱冷冻之后再切。因为冷冻之后，这些物质的挥发性就降低了。相对来说，对保护眼睛还是有好处的。

外界刺激可以避免，可是人的特殊之处就是会因为情感上的事情导致哭泣不止。有很多眼睛被哭瞎的故事。有酒后哭泣经历的朋友应该都知道，哭完之后会觉得视力变差，擦干眼泪之后，还会觉得看东西有些模糊，这是什么原因呢？因为哭的时候，会使眼球的肌肉十分疲劳。这个情况大家大可放心，只要好好休息，就不会造成永久性的损害，流泪过多是不会导致瞎眼的。

人真的会哭瞎吗？

有人哭瞎的事情到底是不是真的？流泪多了，就会人为地擦眼睛，可能用手，也可能用纸巾或手帕之类的物件。有人经常用力摸眼睛，就会不同程度伤害到角膜，导致眼睛感染，严重的会导致角膜溃疡，如果这时还在不断哭泣和摸眼睛，肯定会造成永久的伤害，失明也不是没有可能，当然，这些都是最极端的例子。

那有人会问，眼泪会不会被哭干？这种可能的前提就是你一口水都不喝。眼泪无非就是人体当中的一种水分，泪腺分泌的眼泪需要有水分来补充。如果在没有泪水的情况下，继续强制自己哭。当然，这种情况很极端，几乎不会有人这样做。如果真的这么做，人会因为身体内部水分流失而导致盐的浓度大量升高，体内的化学平衡暂时混乱而休克。所以，在有人哭得伤心的时候，递纸巾不如递杯水。

女生更爱哭？

哭得最伤心的往往还是女孩子，女人这一生要流多少眼泪呢？有一组跟女性有关的数据。英国有一个网站公布过一项调查，一个女人从出生到死亡，如果寿命为 78 岁，这样一生的过程中，哭泣的时间累计超过 1.2 万个小时，相当于大约 16 个月，也就是说有一年半的时间在哭，这个数据还是有点吓人的。一个女婴平均一天要哭 3 个小时，13 到 18 岁的少女，平均每周要哭 2 小时 13 分钟，这个时期体内的激素水平发生变化，如果谈恋爱和男朋友争吵，可能真的会哭很久。到了 26 岁以后，数据显示比之前多一分钟，也就是 2 小时 14 分钟。

当然，这只是一个调查结果，哭不哭，肯定还是根据每个人的生理和心理情况而定。大家也没有必要按照这个数据去安排自己的哭泣时间。比如没有哭够，那就集中两天把它哭掉吧。这样看起来也很可笑。

鳄鱼的眼泪

我们还有个问题要解决，就是鳄鱼的眼泪。有人会联想说，鳄鱼还是很残暴的，所以当它吃完一些动物之后，为掩饰自己的残暴而流下眼泪，这听上去又是一个童话故事了。真实的情况是什么呢？有冒险精神的研究者在 20 世纪 70 年代开始研究这个现象，发现鳄鱼的肾脏发育不全。肾脏的功能是过滤血液，除掉多余的杂质，过滤掉多余的盐分。而鳄鱼没有强大的肾脏，就要寻找其他途径来把多余的盐分排出体外。鳄鱼有个特殊的腺体长在眼睛附近，每当鳄鱼吃完动物之后，体内的盐浓度升高，就得找一个出口，看上去像流泪一样在排盐。

关于哭的话题，我们就聊到这里，还是希望大家不要因为悲伤而哭泣。当然，也不能压抑自己的情绪，毕竟哭泣也有它有益的一面。哭过之后，要记得补充水分，要用干净的纸擦拭眼睛，保持身心健康。

我们为什么会无聊？人真的会无聊“死”吗？

3

每年到了 9 月的第 2 周，暑期过去了，开学的新鲜感也没有了，想想距离国庆黄金周还有半个多月，很多朋友无论是工作还是学习，都开始觉得无聊了。

无聊不是一个现代词语，而是文言文的用法。汉代的王逸有一篇文章就写到了：“心烦愦兮意无聊”，出自《九思・逢尤》。到了南朝，费昶有一篇《思公子》是这样写的：“虞卿亦何命，穷极若无聊。”而明朝刘兑《娇红记》中有：“家居无聊，偶思佳丽夜别之言。”

古人没事就在诗作当中用“我好无聊”呻吟一下。关于无聊最有名的成语就是“百无聊赖”了。百是指多，各个方面。聊赖是依赖的意思，指生活和感情上的依托。

无聊的英语有 boring 和 bored，boring 一般是指这个事情或这个人很无聊，是一个形容词。说“我被什么东西无聊到了”，就是 I am bored，就是“我感觉到无聊了”。其实我想跟大家聊什么呢？就是 boring 和 bored 的词源叫 bore，意思就是钻孔、挖洞，跟“无聊”这个意思完全没关系。但是想一想这个动作，古代没有电钻，都是一些很原始的工具，用木头钻一个孔或挖一个洞，想想这是多么无聊的一件事，多么 boring。

另一个跟挖和钻有关系的动作就是挖鼻孔。很多人无聊的时候就会发挖鼻孔的表情，在小时候，有一些同学在课堂上在“放空”的状态就是挖鼻孔。

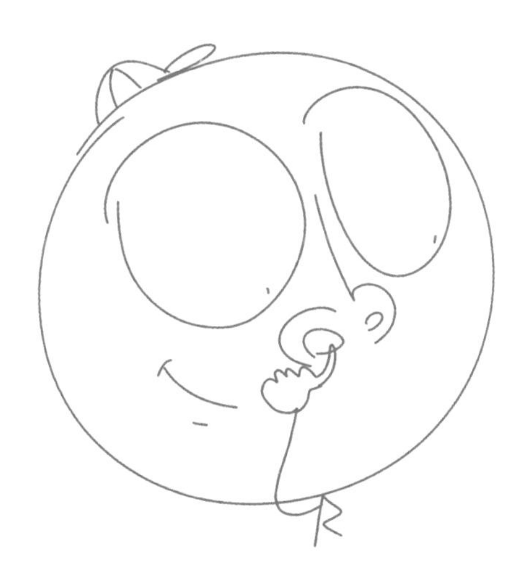

无聊时都做些什么？

无聊时会干的事情还有很多，比如小学的时候，喜欢在课本上乱写乱画，因为觉得无聊，女生望着窗外发呆，想象自己一下子穿越到了古代 …… 发呆不是放空，脑子里会有各种各样的画面，想各种各样的事。有很多无聊的科学家，他们觉得无聊的时候干什么呢？就正儿八经地去研究无聊这件事。

他们通过研究无聊这件事本身得出这样一个有趣的结果：人在无聊

的时候，脑力活动仅仅下降了 5%，相反，某些特定区域的活动反而增强了，具体来说，是和记忆有关的区域，包括回忆过去的事和假想虚构的事。

前面说的是在课堂上无聊的反应，如果在一个无所事事的夜晚，你对着电脑无聊了会怎么办？可以“PS”一下照片，发到朋友圈，在微博里写一段心灵鸡汤文，等众多的粉丝点赞留言，听听音乐、和朋友聊天、看电视剧。可以做的事情很多。但是，有时候你发现，什么事情都不想做，也不想关电脑，就连“P图片”都没兴趣了。

有人说，每天晚上做的最后一件事是看手机，但往往不知道自己的目的是什么，其实已经没有什么可看了，但还是反复刷新。什么事都不想干的时候，通常是情绪比较低落或心烦意乱的时候，觉得脑子里好像装了很多东西，又无力去思考。这好像就是无聊的状态了，这种无聊的程度比较深。我看过一篇名为《无聊的心理学研究评述》的文章，里面说，无聊是个体面对平乏的外部及内部刺激时，没有得到充分的满足，进而产生的冷漠、孤独、抑郁、无助等不愉快的复合情绪状态，具有兴趣匮乏、注意力涣散或动力缺失等特点。无聊本身不可怕，要是你感到无聊的时候又没有事可做，那就得想一想自己的心理状况是否健康了。

无聊会“死”吗？

很多人会“吐槽”说无聊死了，无聊真的会死人吗？

人当然不会无聊着无聊着就死了，但是无聊有可能增加人的死亡风险。研究表明，长期无聊的人患焦虑症、抑郁症、嗜药、酒精成瘾甚至吸毒的风险会更高，而且这些人易怒、好斗，很难和其他人交往，在工作和学习中的状态也不好。英国的心理学家发现，经常抱怨无聊或是无聊感非常强烈的人，和感觉自己很充实、正能量满满的人相比，心脏病和中风致死的可能性要高出 2.5 倍。研究者对 7 524 名英国公务员做了关于无聊感的调查，追踪他们 20 年后的健康状况，发现当年感觉到格外无聊的人，死亡的可能性比感觉充实者高了 37%。无聊是个可能折寿的心理因素。

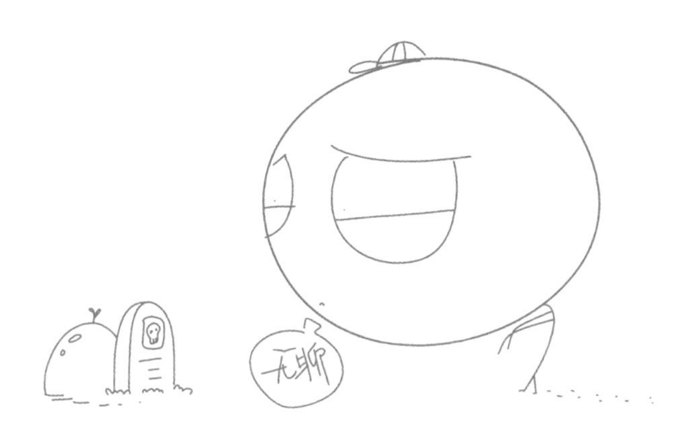

无聊是如何产生的?

其实在古代，无聊是只属于上流社会的奢侈品。感叹无聊是身份地位的象征。因为普通老百姓的生活实在太忙了，每天要忙的事太多了，根本没有时间无聊。

古时候，无论在中国还是西方，都是一些僧侣、贵族才有时间无聊。现在随着生产力进步，大家有很多的空闲时间，做饭很快，上下班时间大大缩短，劳动强度也没有以前大了。有了很多空闲时间，而又不知道怎么利用，就会产生大量的无聊。

有人从无聊中发现了商机，于是“无聊产业”崛起。微信、微博、人人网、网络游戏……之所以那么火，与大家希望用它们打发无聊有关。利用无聊来赚钱的这些商品、设备充实了大家的生活。大家想一想，出租车上的互动显示屏、电梯门口的显示屏、飞机上的杂志、健身房跑步机上的电视，都是人在无聊的时候容易关注到的。

话说回来，事物的存在总有它的道理，人为什么会无聊呢？无聊的产生，或许是因为大脑需要适当的刺激来保持健康，如果刺激过少，就会觉得无聊。当然，这种刺激也不能多到让人无法承受，否则会走向另一个极端，它需要保持一个完美的平衡。

接受刺激过少的时候，就会产生无聊，这或许是源于大脑的一种天然机制，那就是对无聊的恐惧。人是天生害怕无聊的，研究发现，没有什么比固定在一个环境当中更能够加速脑萎缩了。换句话说，大脑强迫我们去做一些新鲜事，得到新鲜的刺激。很多研究也发现，无聊是人们思考和反省的好机会，通过无聊我们获得了另一种看待世界的智慧。

德国著名的哲学家亚瑟·叔本华曾经写过：人在各种欲望——包括生存和名利——得不到满足的时候处在痛苦的一端，得到满足的时候便处在无聊的一端。人的一生就像钟摆一样在这两者之间摆动。但不管怎么说，生活还得继续，不是吗？所以大家多想点法子让自己不那么无聊吧。

4 我们为什么会尴尬？一个非常尴尬的话题

尴尬症，尴尬！

尴尬这种状态其实挺有趣的，不仅是自己尴尬的时候不舒服，看到别人尴尬好像也会不舒服。所以我们就来聊聊这个非常尴尬的话题。

恐惧这种情绪虽然不好受，但是能让我们避免危险；哭泣和悲伤能够让我们释放压力；而同样作为负面情绪的尴尬好像没有太大用处，为什么这种让我们不舒服的情绪会保留至今呢？换句话说，尴尬有什么积极的意义呢？

我们离不开的尴尬

尽管我们都更愿意活在没有尴尬的世界里，实际上这种感受在人类关系中扮演了一个重要的角色，身为社会性动物的我们离不开尴尬。下面就先来分析一下尴尬和社会性之间的关系。

我们都是自由人。但事实上，只要生活在这个现实世界当中的人就不可能有绝对的自由。你不能飞，也不可能真正回到过去，不可能在岩浆里面游泳……这些物理和生物规律的限制给我们的自由划定了一个范围。而另一重限制我们自由的就是法律法规，它规定了每个社会成员的基本行为底线——你不能把别人的钱包放进自己的口袋，不能砸了停在你家楼下的车。在法律之下，还有道德和礼仪的约束——你打喷嚏的时候不能对着别人；野餐完不能留下一地的垃圾；不能每次和朋友吃饭总等着别人买单……这些行为，你要是真的做了也不会被警察抓起来，但会让你不受欢迎。

尴尬很有趣，它是一种更加轻微的限制，提醒着我们注意那些道德和礼仪尚未触到的部分——那些会让别人感到不适的情况。

设想一个场景：你我在正式场合初次见面，应该礼节性地握一下手吧？如果我非常热情地紧紧握住你的手，而且久久不愿放开，想想就有点尴尬吧？握手的时间太久不违反物理规律，也不犯法，礼仪规范中握手时间也是一个比较模糊的概念，但是一旦过长了就会让人觉得尴尬。如果你经历过这种被人长时间握手的尴尬，或者你自己就犯过类似的错误，那么下次你和人握手的时候一定会把握得更加精准，以免造成尴尬。

尴尬提醒我们思考如何在未来避免出现某些类似的举动。从这个角度来说，尴尬限制了我们最细枝末节的自由，它的产生源自许多说不清道不明的社会准则。但这其实不是坏事，限制一定的自由是让我们更好地享受既有的自由。这对与他人相处合作尤为重要，我们需要在乎别人的感受。如果你常犯尴尬症，那么你在社交生活中可能更容易与他人合作。

对于社交准则过于敏感或者过于不敏感，都不是好事。但是，恰到好处的敏感是很重要的。我们渴望拥有顺利的社会互动，并渴望了解它的规则，即使有时候真的搞砸了、“犯二”了，如果能够在恰当的时机表现出对自我行为的尴尬羞耻，别人也会觉得你这个人值得信任，因为你能够意识到自己做了一些不该做的事，这也会使我们的行为更容易被别人接受和宽恕。

同样，我们也往往更愿意和那些会感到尴尬的人相处。略微的尴尬使我们更讨人喜欢，更具风度也更有趣。这种不完美可以使同伴放下心来。

你尴尬，所以我尴尬

我们不仅会因为自己的愚蠢行为而感到尴尬，也会因为别人的愚蠢而感到尴尬。即便某人完全没有注意到自己的失礼之举，但是尴尬依然会出现，因为周围的人尴尬了。这叫作替代尴尬，是共情的一种功能。共情在心理学上非常重要，

越容易因为共情而尴尬的人，在经历他人难堪时的恐惧就会越深。容易因别人的尴尬而尴尬的人，并不会更容易因自己的行为而尴尬，而是更具有同理心。这是人类这样的社交物种所具有的一种重要的能力，也有一些科学家认为，这和镜像神经元有关。

当你犯了一个社交过错或者做了一些非常尴尬的事情的时候，畏缩的状态其实并不是过度反应。尴尬会激发交感神经产生“战斗——逃跑”反应，于是，大脑进入紧急动员状态，这就使你的血压上升、呼吸加快、出汗，还会因消化放缓造成胃部不适、恶心，身体本能地蜷缩在一起。可这个时候你又想表现得自然一些，悲剧的事情发生了，因为这

样反而会让你微微发抖。在极端的情况下，人体内的血液会回流到内脏器官，这就使得你的手指脚尖和鼻尖发凉。这些生理反应的出现非但不能缓解你的尴尬，反而会让你这种糟糕的情况加剧。

所以尴尬到底有什么用？既然我们如此重视社交，为什么不把它克服了呢？我们的祖先听到这个问题的时候可能会淡定地说："怪我喽？"我们确实可以把责任推卸给先人们，毕竟应对实体威胁的本能反应的出现远远早于亲吻、握手、聚餐等社会行为。我们还来不及演化出应对这种新型事项威胁的本能，所以在处理尴尬的时候大部分人都不知所措，把社交恐惧等同于真实的威胁。

尴尬的事情往往会在我们记忆深处留下难以抹去的印象，有时候忽然想起来还是会觉得难受后悔，很容易沉浸在自己过往的社交过失中无法自拔。这就是心理学家所说的消极偏见 —— 在程度相当的情况下，负面事物比中立或者正面事物更容易占据我们的思想。因此，这类记忆就更容易被我们提取并回味了。有了这样刻骨铭心的回忆，才不会让我们义无反顾地第二次去犯傻。

化解尴尬不如接受尴尬

和人交往的时候，我们都很害怕的一种尴尬就是冷场。与不熟的领导同坐电梯、初次约会，都容易因为冷场而产生尴尬。谁都不喜欢尴尬的冷场，可这偏偏是人与人相处不可避免的窘境。这时往往会出现一种很有趣的感受，就是时间失真的体验。明明只有十几秒钟，却感觉像过了半个世纪，度秒如年。

冷场虽然让人备感压力，也说明了我们的亲社会性。换句话说，如果一个人完全无视别人，对人际关系毫不在乎，对冷场也就无所谓了。

所以有时候人们通过制造冷场来表达敌意和攻击欲望。在大多数情况下我们碰到冷场的第一反应都是想方设法去化解。发挥幽默感是化解冷场最好的方法，哪怕讲一个冷笑话也会让这种尴尬的气氛缓和不少。

可惜冷场的时候，很多人的幽默感或者打岔的能力都会消失得无影无踪，原因大概是觉得冷场实在太可怕了。一句话，你的尴尬会让大家都尴尬！化解冷场的重要一步，就是要接受冷场时不舒服的感觉。不妨把此时的尴尬讲出来，也是一个化解冷场的好方法。

有时和相亲对象初次见面难免会手足无措，这个时候倒不如直说，“抱歉，我也不知道为什么坐到你对面突然就觉得有些紧张，希望你能理解。”有时候我们的尴尬反而是对对方的一种恭维，就是显得比较重视对方。适度袒露内心感受也会让对方卸下心灵防御，这个时候尴尬就容易消解了。

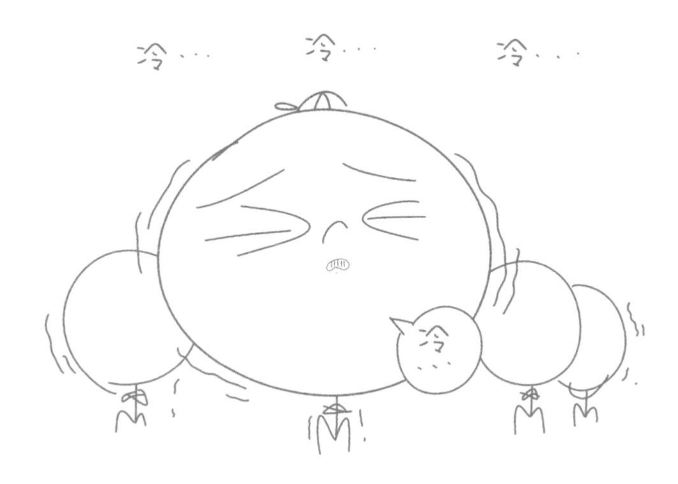

在和陌生人第一次见面的时候，常常因为想不出合适的话题而感到尴尬。下面这招大家或许可以试一试，想让别人打开话匣子最好的办法就是提出他们感兴趣的话题，最保险的办法就是对他本人感兴趣，这对任何人都适用。因为每个人都对自己最感兴趣，谁都喜欢那些对自己感兴趣的人，这让我们感受到尊重和重视，话匣子自然更容易打开。可以询问他们的家乡、他的爱好，不过像婚否、年龄、体重、收入、前任这类隐私信息是社交中的禁忌，这种问题可能会让彼此更尴尬。问一些开放性的问题，给对方更多说话的机会，而不是那些是或否的问题，在对方的回答当中找到更多的话题，谈话就能够继续下去了。比如说，“原来你也喜欢做菜呀，那你最拿手的菜是什么呢？”“我朋友也喜欢咖啡，你有什么推荐吗？”最好用一个问句来结束每一句发言。因为一个总结陈词似的结论就可能会让话题戛然而止。更聪明的方式是在你的结论之后再追加一个小问题，你觉得呢？忽然没话题的时候，不妨因地制宜、就地取材，聊正在做的活动，如果当下的活动不适合作为话题，还可以聊八卦消息、国际时事、新闻热点等。这取决于你们所在的这个场合和谈话对象之间的身份。就地取材，就是你实在找不到什么新话题，可以回顾一下和对方之前谈过的一些内容。这种方式不仅能够打破冷场，还可以让对方感觉到你一直在认真地倾听。

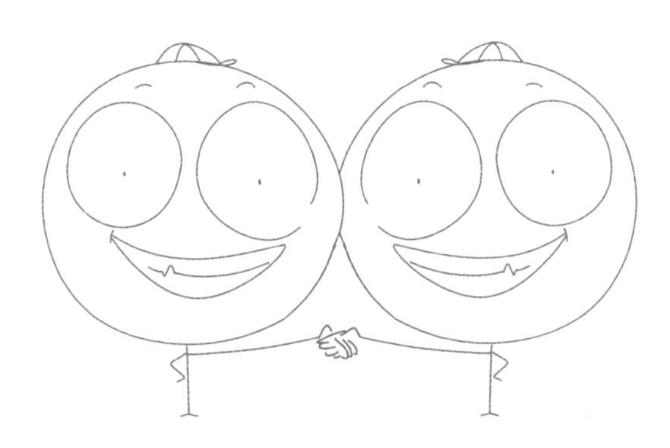

除此之外，还可以通过一些行动来打破僵局，比如主动给对方倒一杯饮料，邀对方和你一起做一些事。很多聚会场合中，朋友们一起看一些照片、比较搞笑的视频。大家可能并不是真的对这个东西感兴趣，而是找一些事情来做，原本四目相对、干瞪眼似的面对面交流，就变成了肩并肩的交流。彼此不再成为互相关注的焦点，双方都会觉得谈话的压力瞬间减小了，就更能够畅所欲言了。所以建议相亲的男女去博物馆或者展览馆逛一逛、看一看，不要第一次见面就面对面坐下来干聊。不仅可以在活动当中找到话题，而且肩并肩的站位避免了大眼瞪小眼的尴尬。

最后还要提醒大家，连偶尔的冷场都无法接受的朋友，在冷场中情绪反应非常强烈的朋友，审视一下自己，可能会有自责的倾向。他们往往认为冷场是自己的错，会引发更严重的紧张和焦虑。

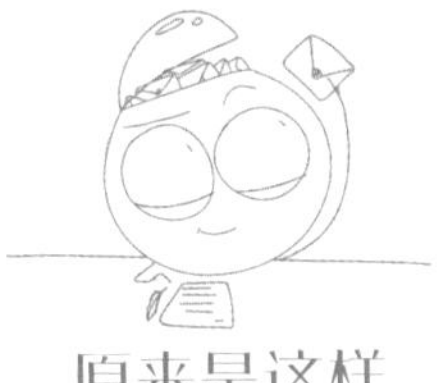

冷场其实不可怕

冷场的尴尬也是社交活动的一部分，它的出现并不一定是坏事，有的时候双方刚刚结束了一个话题，都需要一点时间去整理，找出新的话题。这时是需要冷静一下，在重要的话题讨论完毕之后，都需要时间来认真思考。还有一种情况，就是或许双方都觉得有些累了，想暂停一下。当大家相处起来感觉还不错的时候，这种冷场完全可以接受，没有必要急着打破沉默。

尴尬为什么会传染？你尴尬所以我尴尬

尴尬为什么会传染？其实不仅仅是尴尬，看到别人笑，看到别人悲伤、痛苦，我们似乎都会感同身受。这些气氛和情绪为什么会传染呢？

先描述几个比较经典的场景：比如说，在一个盛大的舞台上表演时突然忘词了；一个貌似熟悉的朋友和你打招呼，你却忘了对方的名字；在厕所或电梯里遇到不太熟悉的上司；闻到不太熟的朋友放的屁，又不好意思揭穿，只能若无其事……不知道听到这些描述的时候有多少人被“尴尬”到了。其实很多时候我们感到的这种尴尬，并不是事情让我们勾起了曾经类似的尴尬回忆才感到尴尬，而是听到对于尴尬事件的描述本身就已经使我们觉得尴尬。

这就引出了一个问题：我们为什么会因为那些并没有发生在自己身上的事情而感到尴尬呢？换句话说就是，当我们听到别人尴尬的经历或者看到尴尬的遭遇，我们自己也会觉得尴尬，这种尴尬是怎么来的呢？

共情：把别人的情绪投射到自己的大脑中

共情，也被称作同理心，是由人本主义心理学的创始人罗杰斯阐述的一种概念，这是一个心理学的概念，现代精神分析学者的著作当中也越来越多地出现了这个词。不仅仅是尴尬，快乐、悲伤、痛苦、焦虑等情绪都会出现类似的共情——当朋友给你讲一件高兴的事情，你也会觉得很快乐，哪怕你没有经历过；当身边的人觉得很焦躁，你也会心烦不安。

在看电影时会被剧中人物的情绪带着走，就是因为我们具有“共情”这种能力。不过共情和换位思考并不是一回事，换位思考会让我们更容易去感受对方的感受，但是有时尴尬几乎是同步的，大脑并没有产生一个思考的过程。举个例子，你去看朋友的演出，朋友在台上正表演着，突然音乐停了，朋友一下愣住了，表情特别尴尬。这时坐在台下的你也会觉得很尴尬，你的尴尬几乎跟他是同步的，并没有去想象自己在台上会怎么样，单纯因为他的尴尬而尴尬。

如果你试图思考另一个人的感受是什么，其实就偏离了共情，进入了思维的独立世界。关于这种偏向于“本能”的描述还有一个更加直接的例子，那就是婴儿似乎知道其他人的感受是什么，并且能够对此做出反应——如果父母不高兴，即使父母努力不表现自己的情绪，很多婴儿也会哭叫或做出反应，比如很紧张、变得谨慎小心。类似的情况似乎也会发生在马或者狗的身上，这也是大家所说的“通人性”。

共情更像是一种自动反应。为什么我们会产生“共情”呢？研究者发现，在我们的大脑里似乎有一种特殊的神经元叫“镜像神经元”，顾名思义，它像一面镜子一样，把别人的情绪投射到自己的大脑当中。

“感同身受”是一种人的本能

镜像神经元这个概念是最近20年才被科学家提出的，它的发现很偶然。20世纪90年代，一群意大利的科学家研究猴子大脑的前运动皮层，这个区域是负责手，也就是猴子的前肢运动。他们发现，当猴子去抓盘子里的葡萄干时，它的大脑前运动皮层会被激活。这是一个非常正常的反应，因为抓握这个动作的确是跟前运动皮层相关的。但是有一次，当实验人员自己去抓葡萄干的时候，他们惊奇地发现，看着他们抓葡萄干的那只猴子大脑里的前运动皮层也被激活了。

而这只猴子只是坐在那里静静地看着，并没有抓握的动作。这就非常有趣了。在看到实验人员抓葡萄干的时候，猴子大脑里的反应和亲自去抓葡萄干时的反应是非常类似的。

研究者认为，也许正是镜像神经元让我们能够理解别人的行为和意图。比如说，当一个人伸出手去，而他面前的桌子上放着一只杯子，我们就会意识到他是要去拿这只杯子，并不需要思考，因为我们在看的时候大脑其实也在做同样的事情。这种带入感不仅仅体现在动作和行为上，在情感世界里，镜像神经元同样非常重要。

之前我们说过，不只是尴尬，快乐、悲伤、恐惧等情绪同样会被传染，造成这种现象的一个重要原因就是当我们看到别人的表情或者感受到别人的情绪时，镜像神经元会将情绪体验投射到我们自己的大脑中，我们就能因此对别人的情绪感同身受。

镜像神经元能够让我们感受到别人的情绪，但并不一定能理解他人情绪产生的原因。小婴儿肯定理解不了自己的父母是因为尿布太贵而感到悲伤；但反过来，也有些人可以理解对方为什么难过，却并不能感同身受，比如，自闭症患者。

自闭症儿童对别人的共情能力很差，这很可能是他们的镜像神经元受损或者缺失，导致无法对其他人的状态进行内在的投射，所以他们很难读懂别人的表情。他们不能通过一瞬间的表情变化猜出对方的意图，而是需要通过一系列的逻辑分析来推理，就像我们做阅读理解一样。自闭症患者在阅读他人表情时需要思考，要经过学习了解面部肌肉的位置对应怎么样的表情。现实生活中，你和别人说话时不会告诉自己："他的眉毛和嘴角上扬了，所以他应该很高兴。"对我们来说，体会别人的情绪几乎是一种本能。但是对于自闭症患者或有表情理解障碍的人来说，就需要福尔摩斯那样强大的推理能力，通过嘴角上扬、眉毛上翘等一系列特征来判断这个人是高兴的。所以，自闭症的孩子很难融入社会，他们缺少这种"感同身受"的能力，因而很难参与正常的社交。

为什么看到"打哈欠"三个字就想打哈欠?

镜像神经元很厉害。大家是不是看到"打哈欠"这三个字就特别想打哈欠？或者，当你看到或听到别人打哈欠的时候，自己往往也会忍不住，有时候，仅仅是想一想也会不由自主地打起哈欠。

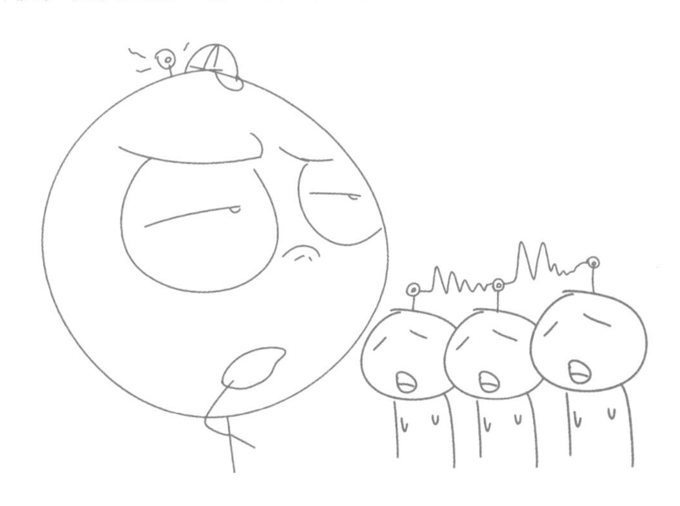

为什么打哈欠也会传染？有人说，是室内的二氧化碳浓度太高了，这种说法站不住脚，因为在室外打哈欠同样也会传染。一些研究者认为，打哈欠会传染，这很有可能也是镜像神经元在作怪。

当我们看到别人在打哈欠的时候，镜像神经元会产生一种感同身受的疲惫感，让我们不自觉地模仿打哈欠的动作。2007 年，美国康涅狄格大学有过一项研究，发现和同龄的正常儿童相比，自闭症儿童似乎对哈欠更无动于衷，那些沟通和社交能力有所欠缺的人也不太会被哈欠传染。

为什么打哈欠会传染？有各种版本的解释，目前也没有一个最终定论，镜像神经元算是一个比较能够自圆其说的解释。最重要的是，除了能让我们理解他人的行为、意图和情感，镜像神经元让我们具有学习的能力。

关于演化

关于镜像神经元的产生有一个演化角度的假说 —— 镜像神经元或许能够帮助我们远离危险。人类对于负面情感的镜像反应似乎更加强烈，一个典型的例子就是厌恶。当我们闻到恶心的味道或者吃到难吃的食物，会表现出厌恶的情绪，而这种难闻的味道或者难吃的食物有可能就隐藏着危险的信号，所以当我们看到别人脸上厌恶的表情时，自己也会产生厌恶的情绪，这种厌恶的情绪可以让我们远离潜藏的风险。

类似的情况还有疼痛，电影中敲脑袋、针扎脸、受电击之类的画面会让很多人觉得浑身不舒服，好像自己也会感觉到疼痛，这很可能也是镜像神经元在保护我们免受伤害，让我们尽快离开危险地带。如果有一天它们罢工的话，我们看电影的时候会少很多乐趣。

也有理论认为，镜像神经元之所以让我们具有共情的能力，也可能是社交的需要。毕竟对于种群而言，活下去不仅意味着个体生命的存续，更重要的是要让后代延续，人类又是群居动物，这样一来，感受彼此的情感就很重要。当看到同伴遭受痛苦，我们也能感受到痛苦并且帮助他们减轻痛苦，这样，父母可以更好地保护自己的孩子，同伴之间也会相互帮助。

帮助他人是需要付出的，所以我们更愿意对同类共情，对于其他不相干的人就会相对冷漠。这也很好地解释了为什么当我们和朋友逛街时，朋友在大庭广众之下突然摔了个脸朝天，我们会觉得非常尴尬；但如果摔跤的是一个陌生人，我们可能就会“扑哧”一声笑出来。

关于镜像神经元还有很多未知的地方，比如，它在大脑当中究竟是如何分布的？它的机制和原理是怎样的？这些都有待于继续探究。另外，它和我们语言沟通的形成是不是也有关联？我们是不是可以利用这些镜像反应来治疗某些疾病？又或者，提高人类的某项能力？

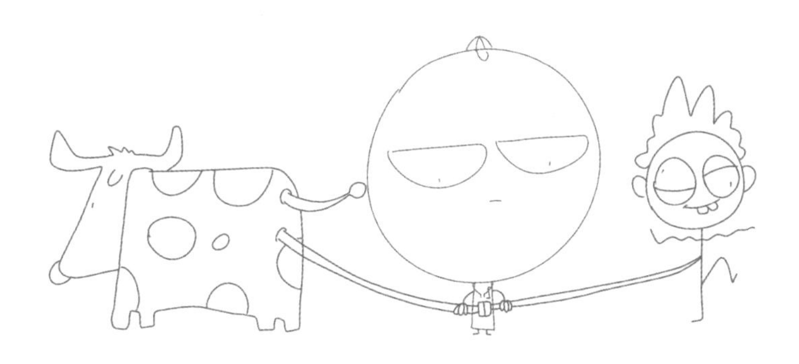

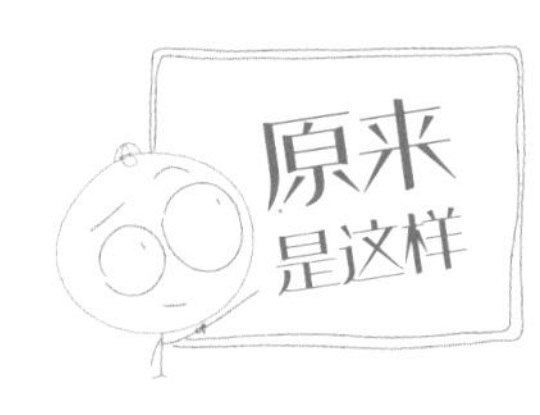

模仿是学习的前提

当我们在看别人做和自己做时，大脑的反应是非常类似的，所以很多时候我们不需要自己做，只要看别人做，自己也就学会了。就像并没有人教过我们洗澡，但是从小看到爸爸妈妈是怎么给我们洗澡的，于是我们自然而然就学会了。又比如，在学习某种乐器的时候，也是通过不断地模仿，而这种模仿很可能也是通过镜像神经元来完成的。

关于镜像神经元的工作机制目前并无定论，研究者只是观察到了这样一个现象，发现它似乎能够解释很多长久以来困扰人类的问题。神经科学家一直对人类强大的模仿能力感到困惑，我们的大脑究竟是如何转化收集到的视觉信息，再以同样的形式通过运动的方式表现出来的？对于这一点，镜像神经元似乎给出了很好的解释。

不过事物都有两面性，镜像神经元让我们只需要看看就能学会复杂的认知技能，同时也让我们更容易学会暴力——通过电视或者游戏当中的暴力画面，我们不需要反复操练就已经学会了如何实施暴力。尤其是小朋友，他们的模仿能力非常强，在那些还不能够明辨是非的年纪，他们不明白这样做到底好不好、对不对，但是通过模仿，他们已经能够学会这些行为。

“拖延癌”能治吗？首先，得找到不拖延的朋友

先跟大家分享几个号称是世界上最大的谎言：一星期内看完一本书，一个月之后减掉 20 斤体重，三天内把方案做完，每天跟父母通电话……

这几个谎言有一个共同点，就是有一个时间限制，在某个期限内要把这些事情完成。你会发现，“哎呀，反正还有的是时间；哎呀，最近有很多麻烦事……”各种各样的事让我们把很多计划之内的事拖延下去了。所以下面要说的就是拖延症。

什么是“拖延症”？

拖延症的英文单词很长，是 Procrastination，就是将之前的事情放置到明天。拖延症总是表现在各种各样的小事上，但是日积月累就会影响个人发展，很多人虽然没有因为一些实际的事例导致受挫，但在与拖延症斗争时的心理煎熬也影响了情绪。

有一句中国古话：明日复明日，明日何其多。在钱鹤滩写下这首脍炙人口的《明日歌》的几乎同一时期，西方一个叫爱德华·霍尔的人在1542年出版了一本书，里边用到了这个单词，Procrastination。但是，直到工业革命以后，拖延症才逐渐具有了现代的含义，即以各种各样的推迟的方式来逃避执行或者做决定的一种特质或行为倾向。

拖延症到底是个例还是一个普遍现象呢？来看另一份数据。调查显示，70%的大学生存在学业拖延的情况，而正常的成年人当中有多达20%的人每天会出现各种各样的拖延行为。美国和加拿大专门研究拖延症的专家根据一个数据推算，认为全世界可能有将近十亿人患有拖延症这种疾病，每7个人中就有一个人有拖延症。

“拖延症”的六种类型，请对号入座

很多人都有拖延症，但是表现形式不一样。引用美国心理学家约瑟夫·R. 法拉利的分类法，他管拖延症叫慢性拖拉症，这种疾病的临床表现不尽相同，有几个典型的类型。

第一类叫惰性心理。这类人总是把“明天做”“以后做”这样的词挂在嘴边，不喜欢的、费力气的事能拖就拖，心想反正车到山前必有路、船到桥头自然直，得过且过，不到最后一刻绝对提不起精神来。

第二类是享受最后关头刺激的高效率。我要承认我就经常这样干。觉得自己像弹簧一样，压得越紧弹得越高，最后关头时间有限，效率反而大大提升，并且在这个过程中往往能够体会到征服挑战的快感。

第三类是害怕去做。法拉利教授将之称为逃避型拖拉症患者，他们往往缺乏自信，经常会害怕做不好某件事而迟迟不肯动手。这种逃避和恐惧感在心里积累得越多，就越不想做，结果往往也越不理想。

第四类就是追求完美的人。这些人做事是尽心尽力的，但是仍然要拖到最后一刻，因为他们太追求完美。比如，我可能很早就把这篇文章写完了，不断地改，不断充实，拖到最后一刻才完成。

第五类和第六类不是法拉利教授的分类，但也是大家生活当中经常会遇到的情况。第五类叫作开始困难症，很多事很难开始，等你真的去做了，会发现可能三四个小时或两三个小时就一气呵成做完了，但总有各种各样的理由不去开始。

第六类就是做任何事情都拖拖拉拉，即使开始之后进展也极其缓慢。这种通常是做自己不情愿的事，想逃避。人都有惰性，一旦有些困难，觉得兴趣不是很大，就会拖，效率很差。解决方法，就像坚持跑步一样，得靠意志力了。

明儿再说~
最后冲刺!
好可怕
完美
①惰性心理
②享受最后冲刺快感的高效性
③逃避型拖拉症患者
④追求完美的人
⑤开始困难症
⑥任何事情都拖拖拉拉

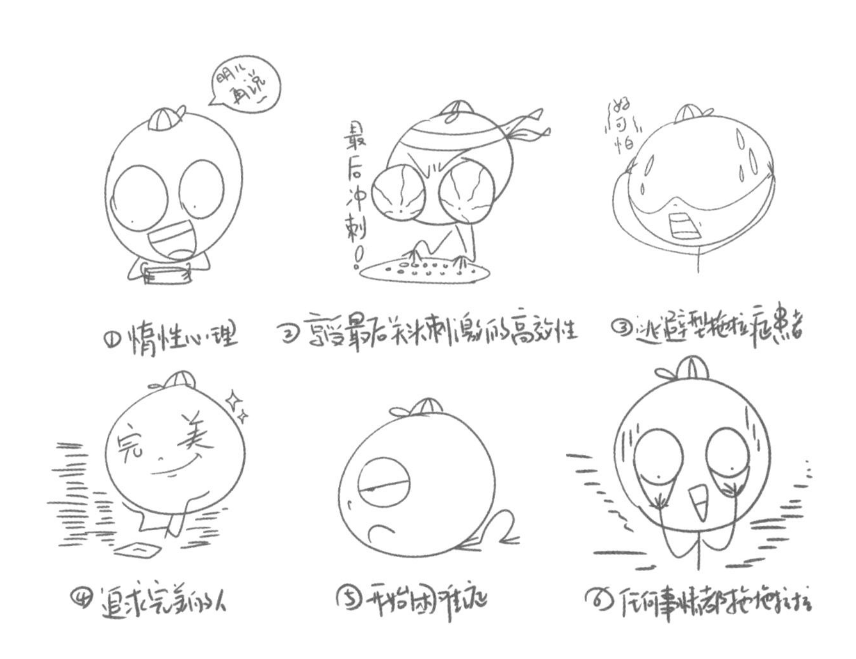

“拖延症”可以克服吗?

这个世界上有一些事情是我们喜欢做的，有一些事情是必须要做的，所以还是早做早了，虽然不情愿，但还是要完成它。

说到怎样克服拖延症，我相信很多人都会想到做计划，比如列一个时间表。但是会有这样的情况：你写了一个很周密的计划表，写完之后发现根本没法执行，就算执行了也会被各种各样的事情干扰，导致没法完成这个计划。

这是怎么回事呢？有一个专门的说法，叫计划谬误。

以我为例，我做一期节目的时候，周一想好选题，周二搜集资料，周三开始动笔，周四录音，然后制作上传，因为我把很多的事情分散到了每一天，每天做的事也不多。这就导致了什么情况呢？我在周一应该确定选题，但是同时想到了四五个很好的选题，就犹豫不决，想明天再来解决这个问题。第二天确定了一个选题，但是我忽然接到了一个任务或者要去完成一项工作，可能家里还有一些事要忙，这两件事一来，我就发现自己今天没办法完成了，搜集资料的时间被其他事情占据了，但是心里想没关系，反正还有明天。到了第三天，把第一天、第二天的事都合在一块去做，就会发现，需要完成的工作太多了，压力很大。

我们往往会低估自己达到一个目标所花费的时间、金钱和精力，忽略那些突发的、偶然的、可能会影响我们计划执行的情况，并且高估自己的能力。

人不仅有生理周期，心理状态也是有周期的。你不能保证每一天都是同样的状态，也不能保证不可控的外界因素不会影响到你执行计划。

说了这么多，总觉得好像拖延症是不治之症。这里给大家整理了一些办法，看看哪一款适合自己，便于执行。

方法一：分轻重缓急

第一个就是列计划，我们列计划的时候往往会忽略一个问题：我们常常处在多任务处理状态，很少会在一段时间内只需要处理一件事。即使工作或学习上只有一件事要做，你还要生活，生活中还有很多琐碎的事情也得完成。怎么办呢？换一个思路列计划：可以把必须做的事情归类到四个象限里——必要及时、必要非及时、及时非必要、非必要也非及时。学会这个方法之后会发现，有一些非必要也非及时的事情完全不用列在计划当中，要去做的是那些及时又必要的事。

方法二：先开始再说

万事开头难，我们往往害怕开始，一旦开始了，再执行下去也就很快了。所以，先开始再说。

小时候写作文，想用一个很棒的开头，然后就想这个开头，想啊想想啊想，从中午想到了晚上。其实，可以干脆先写起来，哪怕用个最普通的开头，写着写着，你就会发现思路越来越顺了，有更多的故事可以补充进来，写到最后忽然意识到，原来开头可以这样写。

我们的脑子也有一个预热的过程，就像汽车的发动机一样，需要先预热一下，然后再逐渐进入状态。当我们觉得开始很困难的时候，最简单的办法就是先开始了再说。

方法三：改变自己的认知

还有一种类型，因为完美主义而导致拖拉，这样的人怎么办呢？努力把事情做好没有错，但如果想着要把事情做得完美无缺，就会有很大的压力，压力会产生回避心理，最终导致了拖拉。

这时就要说服自己，没有完美的人或完美的事物。正是这种不完美，才让世界变得丰富和美丽。每一件工作即使你完成的时候觉得是完美的，别人也能找出它的缺点，如果你不完成，它本身就是一个最大的缺陷。

方法四：和不拖拉的人一起做事

拖拉可以传染，不拖拉也是可以传染的。还记得同学一块做作业，比谁先做完吗？这时候效率非常高，往往可能你回家需要做四个小时的作业，在学校里一个小时就做完了。因此，找些朋友一块来克服这个坏习惯，可能要比单打独斗容易得多，但首先，得找到不拖延的朋友。

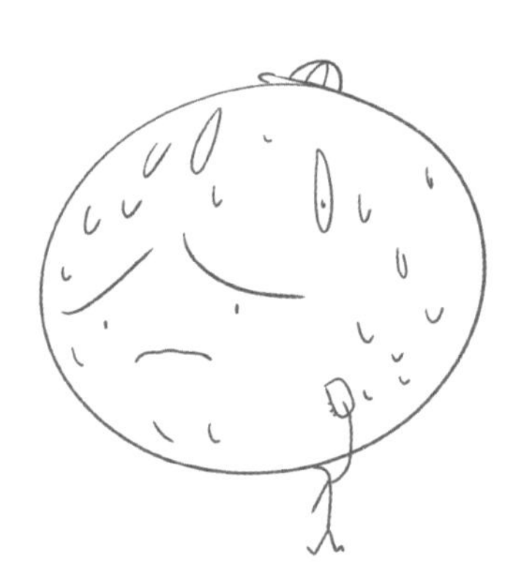

第四篇

神秘力量，原来是这样?

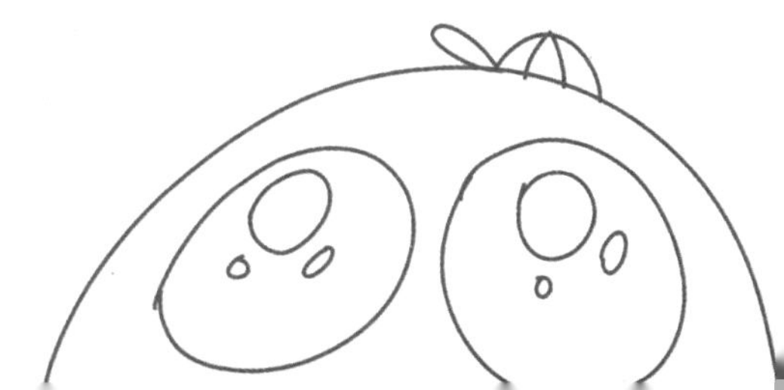

这个妹妹我见过！
其实是“既视感”在作怪？

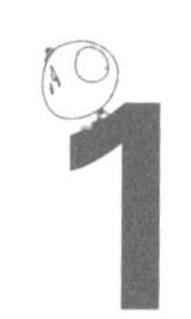

我们似乎都有这样的体验：现实当中正在经历的某件事情，忽然感觉曾经经历过。明明是第一次到访某个地方、遇见某个人，却又感觉似曾相识。大部分有过这种感受的人，可能会把原因归咎于曾经梦见过。更有甚者，把这种感觉说成是时间轮回，或多重宇宙存在的证据。还有人认为，这种体验并没有那么神奇，或许只是大脑跟我们开的一个小小的玩笑。所以，今天我们就来了解一个名词——“既视感”（Déjà vu）。

“既视感”这个词是由日本人借用汉字创造或者翻译出来的汉语新词汇。要在汉语当中找出一个和“既视感”最为接近的词，应该就是“似曾相识”。

Déjà vu 不是英语，是在英语世界当中使用非常广泛的一个法语单词。因为在英语里找不到一个特别准确的词来形容这种感觉，于是大家都用了 Déjà vu。

19 世纪后期，一个法国的研究者埃米尔·波拉克，在他的《心理科学的未来》一书中提到这个词，但是他当时并没有深入地去研究这一现象的本质。

“既视感”和“潜意识”

虽然距 Déjà vu 的提出到今天已经有 140 多年了，研究者也一直在努力试图解释 Déjà vu 到底是什么以及为什么。可是直到现在，我们依然无法给大家一个明确的定论，只能试图从不同的角度窥探造成“既视感”Déjà vu 的种种可能。

先来看看精神分析是怎么说的。说到精神分析，就不得不提弗洛伊德。“本我”被弗洛伊德认为是我们心理结构中最内核的一层，它代表了人类最原始的冲动、欲望、恐惧等，潜伏在我们的潜意识里。而自我（EGO），则是心理结构的中间一层，是我们的意识层面。出于种种原因，我们的自我有时不允许本我中的种种冲动浮现到意识中来，自我像是一个卫士压抑着本我。

但与此同时，我们也会不自觉地去周遭的环境中寻找符合本我的东西。因此，当我们经历 Déjà vu 的时候，是在被不自觉地提醒着某个无意识的幻想的存在，这些幻想存在于我们的脑海中，平时是被锁着的，但当环境中有些线索提醒了它们的存在时，它们就会渗入意识的王国。

这样看来，“既视感”像是本我的无力抗争。弗洛伊德提出，这些体验来自受压制的欲望，或者与受压力事件相关的记忆。对于这些记忆，人们不能像正常记忆那样去回忆。他同时认为，人们在疲惫和压力大时，更容易产生幻觉记忆。

精神分析学派的另一位大神荣格也对 Déjà vu 很感兴趣。有一次他到非洲去旅行，从火车的车窗向外看，看到一个瘦瘦的黑皮肤的人靠在一柄长矛上，火车继续前行，他写道："我觉得这个瞬间好像出现过，而且我好像对这个世界非常熟悉，就像回到了几千年前我的故乡。"这种感觉伴随着他的整个非洲之旅，荣格在他的书中将这种感觉称为"来自久远的已知"。他认为这种现象表明了"集体潜意识"，即人类集体记忆的存在——一些远古的记忆碎片被一代一代传承下来，后来又被个体的人类体验为Déjà vu。

"既视感"的分类

现代心理学界认为，"既视感"可能包含这三种类型：

第一种是已经经历，就是某种场景好像在什么时候经历过。这是最常见的一种情况，特点是感觉强烈，细节清晰。而且不仅仅是视觉，连听觉、味觉、嗅觉、触觉以及周围的一切，都好像是过去某个时刻的拷贝。就如同过去某个事件A被你遗忘，然后突然想起来。但实际上并不是恢复了什么记忆，这种场景一般很短，只有几秒到几十秒。

第二种是已经想过，就是某种感觉好像在何时有过。这种感觉和前面提到的场景经历不同，你所经历的不再是场景、环境、动作，而是某种感觉，无论这种感觉是愉悦还是郁闷，都是一种久别重现的感觉。所以带给你的首先是惊讶，然后才是这种感觉本身所能带给你的影响。这种现象一般会出现在极端情绪，尤其是在你接近失控的时候。

第三种是已经拜访。这种感觉是我觉得最神奇的，但是这种感觉的经历者相对而言是最少的。它的具体表现就是一个人到达某个陌生的、从未去过的地方的时候，感觉周围的环境却是如此熟悉，好像自己对周围的细节了如指掌，又好像曾经在这个环境中生活过一段时间。根据调查，目前大部分人都只经历过这三种 Déjà vu 中的一种或两种，只有极少数的人三种情况都经历过。

记忆的“存储”

要了解既视感，可能还得简单了解一下我们的记忆是怎么回事。

人们无时无刻不在重塑自己的大脑。一般来说，和情绪密切相关的记忆容易转变成长期记忆，此刻让你回忆之前的人生，能够浮现出来的场景应该都是那些激动的、喜悦的或悲伤的、与情绪密切相关的场景。

记忆分很多类型。我们曾经经历的一些场景的众多特征，会被分别存放在不同的记忆系统中。当我们走到一个新的场景，场景中的某些部分可能会与先前的记忆相匹配，于是，这段记忆就被激活，并且提取出来。

就信息存储而言，计算机和人脑是很相似的，但也有许多不同。相比计算机，大脑似乎更容易遗忘。研究发现，对过往事件的回忆过程，在神经层面上更接近于重建，而并非通常意义上的读取。计算机读取一张照片，第二次再去读取，它还是一样的，然而大脑读取记忆的过程不是这样。神经元之间的联结仿佛城市之间的道路，长久不用就会出现经久失修的情况，这些记忆就被忘却了。

那么，这些被遗忘的孤岛还能再被发现吗？是可以的。一旦生活中的某个情景，比如某种味道、某个故人重新出现了，重建了大脑和失散记忆的连接，那些过往的记忆就会神奇般的一夜复得。这种经历很有诗意，法国作家普鲁斯特在他的著作《追忆似水年华》中就描述过：“成年后一块玛德琳糕点的味道，裹挟整个少年时代的记忆汹涌而来。”

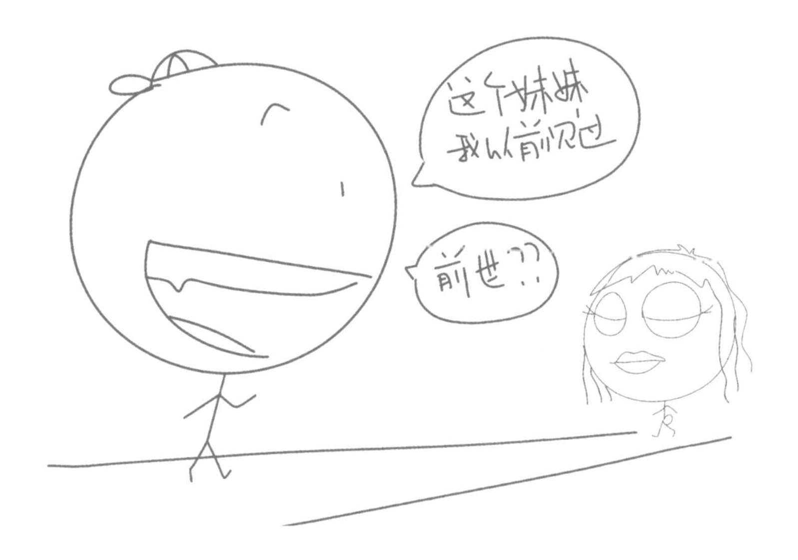

记忆的“错觉”

除了记忆失散外，另一种记忆故障叫记忆变形。有些时间久远的记忆经过千百次回味之后，可能变得与事实大相径庭甚至面目全非。

回顾往事的过程类似于考古学家一次又一次发掘古代城池残骸，每一次都会在还原的基础上改变一些细节。如果要完全还原历史的原貌，几乎不可能。今天对于一些遗迹的重建，实际上是历代考古学者加上了自己的理解后，与遗迹本身的一种糅合。

《记忆的七重罪》里边就提到过这样的一个例子：一位非常有名的心理学教授被人控告强奸，但是他的不在场证明是滴水不漏的，因为案发当时他正在接受电视台现场直播的采访。更凑巧的是，他当时接受采访的这个话题就是记忆是如何不可靠。后来对被害人进行调查，发现原来是被害人受到袭击之前，正好在看这段电视采访，情急之中，她的大脑把看到的电视里的内容和遭到性侵的事件融合在了一起，形成了一个完全错误的记忆。她却丝毫没有察觉，坚信自己记住的就是案件的真实过程。

前面举了错误记忆的一个非常极端的情况，还有一种途径是一个原有的记忆通过回忆被重新打开，同时，来自外界的新信息被大脑整合进了这个打开的记忆，于是形成了一个新的记忆。这个过程就好比我们把一个 word 文档从硬盘调进内存，修改编辑之后再存回硬盘，覆盖原来的文档，大脑中的这个过程叫作记忆的再固化。我们的大脑每时每刻都在自然地发生这一个过程，当人们没有意识到记忆已经改变，而把新的记忆误以为是原来的记忆时，错误的记忆就产生了。

在了解了这些知识之后，我们就可以回到今天的主题 Déjà vu，即"既视感"。虽然说目前我们尚未对 Déjà vu 的产生原因有确切的定论，但是在很长一段时间里，研究者认为，Déjà vu 就是一种错误记忆，因为记忆的存储出现了短暂的困难，导致大脑把刚刚得到的信息当成了久远的回忆。

再来看看实验心理学派的一位代表人物爱德华·铁钦纳的观点。他认为 Déjà vu 是由于知觉过程分裂为两部分：在完全的知觉加工之前，可能已经有了一个快速的无意识加工，当前的知觉体验与较早的印象相匹配，就可能产生熟悉感，这两个知觉过程的分离可能来自外界环境干扰或者心理状态变化。比如我们在某一天过马路的时候，无意识地瞥了一下对面的一家商店，但是我们自己却没有注意到。当我们穿过马路再看到商店的时候，就可能产生意外的熟悉感。

整体的相似也可能诱发错误的熟悉感。比如说我们到朋友家，客厅里没有任何一个东西是你以前见过的，但是也许整体布局和你以前住过的某个地方有些相似，也可能诱发你的 Déjà vu。有一项研究就是给参与者看许多场景图片，一周之后，再让实验参与者来判断他们是否去过这些照片所在的地点。这些图片都来自参与者们没有去过的一所大学，对于那些独一无二的场景，比如图书馆大楼等，参与者基本都不会混淆。但是对于一些日常的场景，比如大学的教室或图书馆的阅览架，参与者就很容易错误判断为曾经去过，这或许是因为教室和图书馆的摆设大多比较相似。

专门研究 Déjà vu 的学者霍曼斯说，Déjà vu 就像是通过视频监控中的模糊图像来分辨某个人。似曾相识的感觉不是凭空产生的，而是大脑中已经存在的记忆被激发了。只不过那些原始情景仅仅以碎片化的方式存储在我们的脑海中，我们无法完全提取。还有一些研究者认为，某些小的熟悉片段可能会成为产生 Déjà vu 的来源。比如一次自驾游让我有一种很强烈的既视感的体验，但事实上可能我曾经试驾过同样款式的汽车，所以同样的味道、座椅、仪表盘的外观、触感等，会让我回忆起可能我自己都不知道的曾经有过的记忆。

另一个理论“传输延迟论”认为，把这种似曾相识的信息放入我们大脑的不是别人，更不是超自然力量，而是我们自己。因为你的既视感所感受到的事件，很可能就发生在 0.1 秒以前，虽然只差了可能 0.1 秒的时间，但是会让你错误地认为这件事已经发生过，从而产生既视感。

“既视感”和“想象”

有时，当你仅仅想象了一件事，在未来的某一时刻，这个并未发生过的画面也有可能让你感到熟悉。最经典的例子就是曾经读过的某本小说里的某个场景，随着时间的推移，这些记忆在头脑里重现，重新提取出你当时想象出来的那个画面。

美国华盛顿大学的亚基拉·康纳的观点认为，我们的大脑时刻都在寻找事物之间的联系，当我们有了记忆，大脑就会忍不住去回忆。但是如果我们的认知时刻都在回忆中产生的话，后果可能很严重，在极端的情况下就有可能分不清现实跟回忆。那些患有永久性幻觉记忆症的人，会直接把记忆和现实融合在一起来感受。

英国媒体报道过一名 23 岁的青年，他的既视感已经严重到了影响生活的程度。我们的既视感会让我们觉得好像经历过，但他的情况是真实地感受到过去已经发生的事情又经历一遍。因为这样强烈的感觉，他已经不能看电视或报纸，因为觉得这些事情都已经发生过，好像活在过去中，这对他产生了很大的困扰。

虽然到现在还无法找出确切的原因，但这个病例也让我们可以从不同的角度看待“既视感”可能产生的原因。研究者发现，这名青年患有焦虑症，同时也发现他曾经使用过二级毒品 LSD，这些都可能导致他出现幻觉。说这个病例让我想到了电影《搏击俱乐部》里一句著名的台词：我一直活在一场似曾相识的人生里，每个我到的地方，我都觉得仿佛曾经来过。

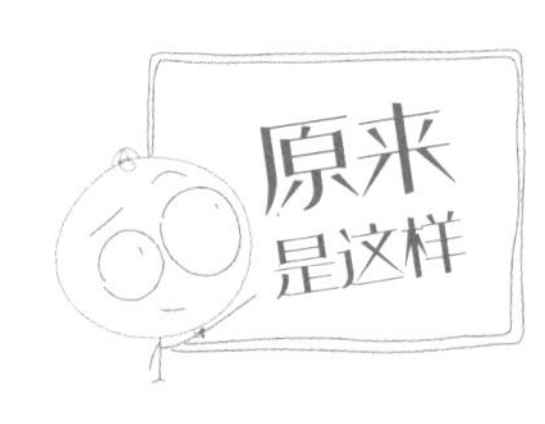

“既视感”小调查

什么样的人更容易出现“既视感”？一般来说，和情绪密切相关的事情，容易让我们记得比较牢。因此，如果处于一种情绪不稳定的状态，似曾相识发生的概率就比较大。比如说青春期的时候，人体的内分泌会发生剧烈变化，使人处在一种情绪不稳定的状态，记忆也会变得非常活跃，这时就比较容易发生似曾相识的现象了。

《科学美国人》的一项调查表明，人群当中有超过 2/3 的人至少有过一次似曾相识的感觉，所以这并不稀奇，大约 1/3 的人有过多次类似的体验，特别是 15 到 25 岁的年轻人。在报告中，最早出现 Déjà vu 的时间多是 6 到 10 岁之间。

什么情况下更容易有既视感呢？实验显示，Déjà vu 比较容易在人们感到疲倦、压力或生病的时候出现，或被不熟悉的事物环绕的情况下出现，这可能是因为此时大脑无法对收到的信息做很好的处理。相较于老年人，年轻人也比较容易出现既视感，这可能是因为年轻人的生活比较丰富，经常遇到自己从来没见过的新事物，年轻人的生活往往也更加忙碌，更容易疲惫，因此大脑“打结”的时刻就更多了。

有一个说法，Déjà vu 的出现频率在成年早期会达到峰值，而在25岁之后会缓慢下降，直至老年。一些学者认为，Déjà vu 的出现是大脑处于健康状态下的一种表现，因为这说明我们的大脑能够识别出那些“错误的熟悉信号”，起码能意识到眼前这个好像熟悉的景象并非真的遇到过。而当人过了 25 岁，年龄逐渐增长的时候，识别出这些信号的能力会逐渐变弱，我们开始相信这个信号是真的。

和“既视感”对应的，还有另一种感觉——“未视感”，法语叫“Jamais vu”——未曾相识。举个经典的例子，盯着一个字看久了，字忽然变得很陌生，长时间看着镜子里的自己，忽然也觉得不认识了……无论是“既视感”还是“未视感”，人类对它们的研究才刚刚开始。有太多未知，但正是这些神奇的未知，让我们的生活丰富多彩。

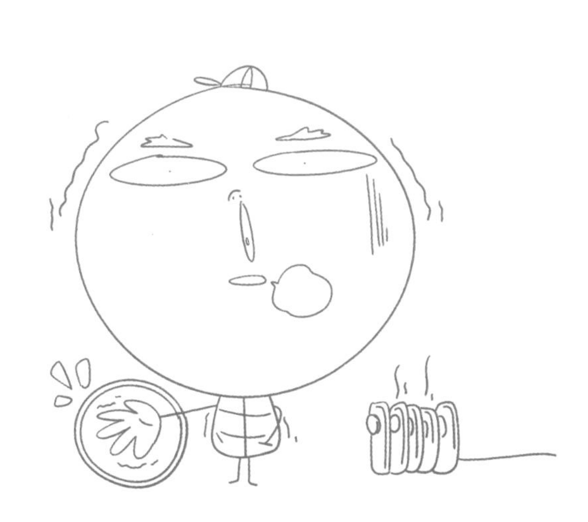

我们为什么会做梦？
预演和复习？

2

如果说，睡觉可以帮助我们缓解疲劳，梦的作用是什么呢？

有人觉得，如果晚上做梦了，就说明没睡好，要是“一夜无梦”，那就是高质量睡眠的象征。千万别把梦当成一个“捣蛋鬼”，认为它是来破坏我们的睡眠的。恰恰相反，一些研究认为，做梦可以帮助我们缓解白天的矛盾和冲突，从而更好地进行生理和心理上的双重恢复。

从某种意义上说，我们其实是天天做梦的。有时候觉得自己没做梦，那只是醒来之后我们把做过的梦忘记了。

研究发现，脑电波在白天清醒的时候，和在晚上睡觉的时候是不一样的。总的趋势是，频率会变慢，振幅会变大。在睡眠的某个阶段，脑电波的频率比较慢，所以叫“慢波睡眠”或者“安静睡眠”。

但是，当脑电波频率越来越慢，慢到一个点的时候，就会出现反弹，频率就变快了，这时振幅也会变低，同时还会伴随着心率加快、血压升高、肌肉松弛等现象。在这个阶段，眼球会不停左右摆动。所以研究者也非常形象地叫它“快速眼动睡眠期”，也叫“快波睡眠”。这个现象是在 1953 年，由美国芝加哥大学的两名学生发现的。他们发现，此时观察睡眠者，他们不仅眼睛动得很快，脑电波也像是处于清醒状态。

快速眼动

为了研究梦，研究者想了一个办法：当观测到实验参与者的脑电波开始活跃，进入“快速眼动睡眠期”时，就立即把实验参与者叫醒，然后问他：“你是不是在做梦？”结果几乎所有人都回答说：“我的确是在做梦。”由此，研究者便推测，“快速眼动睡眠期”应该是我们做梦的阶段。

在“快速眼动睡眠期”，我们的眼睛也会像醒着的时候一样不停乱转。我们是不是只在这个阶段才做梦呢？起初研究者的确认为，只有在“快速眼动睡眠期”才做梦。但是，近期的研究却发现，在“慢波睡眠期”里，我们也会做梦，但做梦的概率要低很多。而且，这个阶段的梦，和“快速眼动睡眠期”的梦不太一样，并不是形象生动的，通常只是一个概念性的东西。比如，他可能会告诉你，正梦见自己在考试。但是要问他具体的细节，比如考场什么样的？旁边坐的是谁？是什么类型的考试？考什么题目？他就答不上来了。所以，有时候我们醒过来，梦境的内容记得一清二楚，每一个细节都特别清晰，但有时只能记个大概。

我们是如何把梦遗忘的呢？白天经历的事情要忘掉是很难的，但是梦为什么很容易会忘呢？这就要说到睡眠周期了。睡觉的时候，“慢波睡眠”和“快波睡眠”不断交替，脑电波频率从快到慢，从慢到快，再从快到慢，这样循环下去。从快到慢再到快是一个周期。一个周期通常是 90 分钟，我们一晚上要经历 4~5 个睡眠周期。如果我们醒过来的时间恰好刚刚完成了一整个周期，自然地从“快速眼动睡眠”经过“慢波睡眠”而进入清醒状态的时候，对于梦的记忆就会被抹掉，这时醒过来就完全不记得自己做过梦了。如果你 “一觉睡到自然醒”，就是在刚刚完成几个周期之后醒过来。如果醒来之后，还记得自己做的梦，就说明不是自然醒，而是被吵醒的。

被吵醒的方式有很多种。如果你是被闹钟吵醒的，在醒之前，闹钟响了很久，很可能在你的梦里会出现和铃声有关的场景，比如远处的教堂在敲钟，学校的上课铃响了，过马路的时候一辆自行车狂按铃。如果是用手机设闹钟，可能会梦见自己的手机响了，有人给你打电话，找不到手机，找了半天，忽然醒了过来，原来是闹钟。如果外面正好在下大雨，把你吵醒了，你在做的这个梦里，很可能会出现和水有关的场景。所以我们听到的声音会进入梦里。梦里出现的东西和我们周围的环境有关，但并非绝对相关。关于梦的含义、如何解梦，下文会详细来说，现在先解决一个问题，就是我们为什么会做梦。

理论一：信息筛选理论 —— 梦与记忆的形成有关

关于为什么会做梦，不管是科学家还是哲学家，自古以来都非常感兴趣。所以，有关梦的理论，有很多种。其中一种就是“日有所思，夜有所梦”。它认为，梦可能和记忆的形成有关，做梦其实是帮助我们筛选记忆。因为，白天我们接触到的信息非常多，这些信息都会输入大脑，但很多信息没有价值，大脑不需要花精力去记住。晚上睡觉的时候，就会把这些没用的信息过滤掉 —— 有用的就放到“记住”的篮子里，没用的扔到“忘记”的篮子里，还有一些可能会放到“一定要记住”的篮子里。

我们可能会接触到一些觉得非常重要的信息，比如白天经历了一个非常重大的活动，或者被某件事情感动了，觉得一定要记住。白天非常兴奋，到了晚上很有可能会做和白天经历相关的梦。我们在睡觉的时候，大脑就在处理白天的各种信息。在整理信息的时候，这些信息碎片活跃起来，构成了我们的梦。梦只是记忆形成过程当中的一个“副产品”。

理论二：大脑调节理论 —— 梦就像计算机休眠时的屏幕保护

另一个比较著名的理论是“大脑调节理论”，认为梦绝对不是什么“副产品”，而是用来调节睡眠中的各项生理指标，比如调节体温、补充神经递质等。说白了，梦就是不断地刺激大脑，让我们不至于“睡死过去”。

睡眠时，我们身上的好多器官可能不明白大脑在干什么，就停止了运转，所以要时不时刺激它们一下。当大脑觉得某些区域好像休眠时间太长了，可能会有“睡死过去”的风险，就会刺激一下，唤醒一下。像医生查病房，看到 1 号床病人睡得好像有点久，就来推一推，看到动了一下，知道没什么事，再去看看别的床的病人。我们可以把梦比作计算机休眠时的屏幕保护，只要确保屏幕 —— 也就是我们的大脑 —— 始终处在“可激活状态”，至于屏保的图案，也就是做梦的内容，都无关紧要。

有时候，我们睡觉时身体会突然抽动一下，按照这个理论，很可能就是大脑以为身体快要死了，所以让你抽动一下，看看是不是还活着。关于“睡觉的时候突然抽搐”，还有一个有趣的解释：当肌肉彻底放松的时候，大脑会误以为我们在自由落体，于是立即启动“应激反应模式”，指挥全身肌肉行动起来，试图在下坠过程中抓到什么东西。于是，本来已经放松的肌肉就会突然收紧。

理论三：外部警觉理论 —— 在梦中，我们依然保持警觉

也许大脑就是不想让我们好好睡觉。因为大脑觉得危险随时会临近。在了解了恐惧之后，理解这样一段话也不难了。美国加州大学圣巴巴拉分校的人类学家唐·西蒙斯（Don Symons）提出过关于梦的“外部

警觉理论”。他认为，前面说到的“大脑调节理论”有一个很大的问题，就是不能解释为什么我们的梦境有很强的视觉性，在听觉和嗅觉上却相对苍白很多。

回想一下，很多梦都像是默片。梦里有对话，你也知道对方在说什么，但是好像并没有真的听到声音。至于嗅觉，更是从来没在梦里闻到过味道。

关于有没有听觉是有点争议的。有人说，能够听到梦中人物对话的声音。但是对于嗅觉，几乎没有异议。为什么我们的梦没有气味呢？有人从神经生物学的角度来解释，因为嗅觉和其他感觉不同，处理嗅觉的直接相关区域是在嗅球，不在大脑皮层，所以受大脑活动的影响比较小。西蒙斯的“外部警觉理论”是从进化角度对此来分析的。

西蒙斯认为，人在睡觉的时候，不得不将自己暴露于外部真实世界的危险之中，这时我们的防御力是最低的。所以在潜意识里，必须要通过某些感官来监察外部环境。如果把所有的感官全都用来做梦，你很可能就闻不到浓烟的味道，也察觉不到逐渐逼近的猛兽和敌人。至于为什么做梦的时候视觉效果最强烈，可能是因为睡觉的时候本来就是闭着眼睛的，而且通常天黑什么也看不见。所以，就让“看不见的视觉”用来做梦。

“外部警觉理论”认为，我们睡觉的时候始终对周围保持警惕。那为什么有些人会睡得很死，打雷都听不到，闻臭袜子也没反应？这个问题不难回答。因为当我们觉得这个环境很安全，就会放心大胆地睡；如果你今天露宿街头，除非你经常露宿街头，不然肯定一晚上都非常警觉。还有，如果在考试前夜，或者第二天要特别早起，晚上也可能会醒来好几次，因为怕睡过头，心理上觉得不安全。

“外部警觉理论”看上去有道理，但是它跑题了，没有解释我们为什么会做梦。

理论四：危机模拟理论 —— 梦是对危险世界的提前演练

同样是从进化的角度，还有另一套理论，那就是“危机模拟理论”。这个理论最早是由一名芬兰神经科学家提出来的，后来又被加拿大科学家加以完善。“危机模拟理论”认为，梦是对危险世界的提前演练。在现实生活中，我们会遇到各种各样的危险，而做梦就是把我们已经遇到过的危险情况，以各种可能的方式组合起来反复练习、反复模拟。有一天真的遇到，我们的身体和大脑就知道该怎么应对了。我们会梦到追杀、坠落，就是因为祖先在远古时代遭遇过这样的事。梦是个庞大的数据库，集成了我们祖先千百万年积累下来的宝贵的逃生经验。每做一次噩梦，都是一次安全演练。

这套理论不仅能够解释噩梦，对于美梦也可以解释。我们的祖先也经历过很多美好的事情，为了让我们在面对这些美好事物的时候不至于太喜出望外，以至于乐极生悲，于是就在梦中预演了很多遍。总而言之就是，我们的老祖宗是多么放心不下我们！

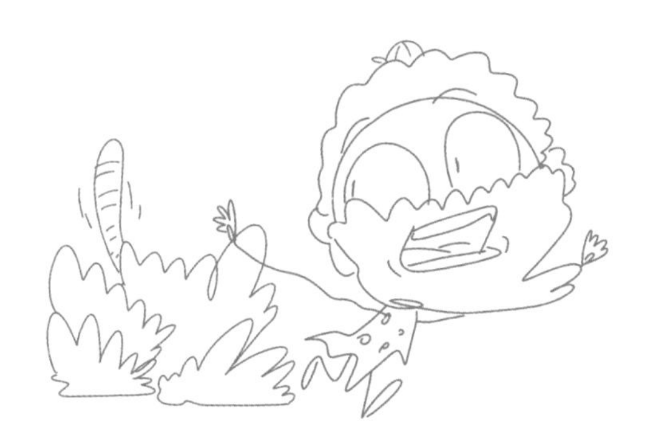

上面这些理论看上去都挺有道理，到底哪一种才是真正的答案呢？仔细回味一下，每一种都说得通，但每一种又似乎不能解释所有的梦。所以，梦究竟是什么？我们到底为什么要做梦？在大脑的秘密被完全破解之前，关于梦的谜题仍然会是个谜。

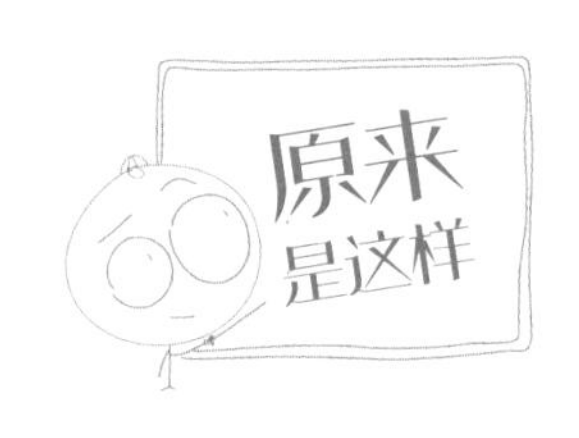

动物会做梦吗?

我亲眼见到我家的猫睡着睡着会被吓醒，感觉像是在做梦，当然，这是我的主观猜测。我们来看看科学家是怎么解释的。

没有一只动物在“快速眼动睡眠期”时被叫醒后会告诉你，我做梦了，即便它告诉你，你也听不懂。不过，的确有人设计过类似的实验。根据实验推测，至少大鼠可能是会做梦的。研究者来自麻省理工学院，他们发现，大鼠在睡觉的时候也有“快速眼动期”和“非快速眼动期”。但这并不能说明问题，于是继续实验，他们白天让大鼠学走迷宫，同时检测它们大脑中海马体的活动，海马体是和记忆有关的一个脑区。然后让大鼠睡觉，在它们进入“快速眼动期”时，再去测它们的脑电波，结果发现，这时的脑电波和它们在学走迷宫时候的脑电波非常相似，甚至能够通过脑电波，判断出它们在梦里走到迷宫的哪个地方了。这说明，大鼠们在睡觉的时候，不仅回忆白天做的事情，而且回忆得非常具体。

其他动物目前还没有类似的有成果的实验。不过，许多研究者相信，猫和狗应该也是会做梦的。有时候，我们会看到，猫和狗在睡觉的时候，嘴角会抽一下，小腿会蹬一下，这很可能就是在做梦。如果根据“快速眼动期”来推测动物是否会做梦的话，穿山甲是拥有平均最长“快速眼动睡眠期”的动物。

3 梦是欲望还是伪装？只有自己能解

上一篇我们试图从生理和进化的角度解释“我们为什么会做梦”。那么，梦里的场景该如何解释呢？或者说，我们的梦境，到底有没有意义呢？

这个问题在科学界也存在争议。有一种比较流行的理论，叫“刺激合成理论”，认为梦根本没有意义，只是大脑在睡眠过程中随机发出的一些脑电波。这些脑电波激活了已知记忆中的一些图像，但显然，这些图像并不是连贯的，只是一些碎片，是我们在清醒之后，自己给这些图像赋予了意义，因为人们总是觉得梦应该是有意义的，应该有一个完整的情节。

这个观点让人有些不能接受。于是有人反驳了，说如果梦是我们“脑补”出来的，那为什么我们偏偏编造了这样一个故事，而不是另一个故事呢？大部分人都更愿意相信，梦应该是有意义的，但究竟是什么样的意义，又没有定论了。人们比较熟悉的可能就是弗洛伊德关于“梦的解析”。这也是目前比较成体系的一套关于“梦的寓意”的理论。

梦，可能是欲望的流露

弗洛伊德是奥地利的一位精神病医师，心理学精神分析学派的创始人。他 1881 年从维也纳大学获得医学博士学位，在维也纳综合医院担任医师，从事脑解剖和病理学研究。之后自己开了一间治疗精神病的诊所。1895 年，弗洛伊德正式提出“精神分析”的概念，在1899年出版了著名的《梦的解析》一书。这本书是一本学术著作，非常系统地阐释了弗洛伊德关于梦的理论。看完之后，你或许会对梦有更深入的了解。但如果你以为它像字典一样，能够解释梦到什么就代表什么，比如，梦到坠落，说明会有不好的事情发生；能够解释梦到被人追，说明压力大；梦到考试不及格，说明反而会考个好成绩 …… 那就错了。

弗洛伊德的理论，不说一定正确，但至少是有启发意义的。弗洛伊德认为，梦是一种心理活动，或者说，梦是我们内心欲望的流露。我们之所以会做梦，是因为白天的欲望被压抑了，所以只能在晚上、在梦里释放出来。举个例子，小时候到别人家做客，看到好多好吃的东西，馋，可是爸妈不让多拿，说要懂礼貌，只能眼巴巴地看着那些糖果，吃不到。当天晚上，就梦到自己躺在满是糖果的床上，想吃多少吃多少！在梦里，我们完成了白天被压抑的、没有得到满足的愿望。回想一下，小时候很多梦都和白天发生的事情有明显的关系。

梦，是经过了伪装的

长大之后我们的梦为什么难以理解，变得稀奇古怪，那很可能是因为经过了伪装。梦是会伪装的，看穿这层伪装，就是我们解梦的关键了。先来说说为什么要伪装。通常情况下，渴了喝水，饿了吃饭，看到想要的东西买回家，都不需要伪装。但是有些时候，你遇到一个让你心动的异性，你不能像阿 Q 一样，直接跟吴妈说“我要和你困觉”。你肯定是比较委婉、含蓄地表示你的好感，这就是一种“伪装”。

在梦里，伪装会怎么体现呢？我们来举个例子吧，也是弗洛伊德在《梦的解析》一书中反复提到的一个经典案例。

一位年轻的女性多年前已经结婚了。某天夜里，她做了一个梦，梦到自己和丈夫在剧院看戏，正厅的前排还有很多座位空着。她丈夫对她说，爱丽丝和她的未婚夫也要来看戏，但是只能用一个半弗洛林买到三个比较差的座位，所以他们不会来了（弗洛林是当地的一种货币）。她却对丈夫说，在她看来，他们并没有因此而有所损失。

这样一个梦，你觉得代表了什么含义呢？有没有觉得这个梦和我们平时做的梦挺像的，有生活中的一些元素，但对于情节又毫无头绪。

弗洛伊德是这样解的：他首先让这位女士回忆，梦里的情节在现实生活中有没有发生过类似的事。这位女士就说，前两天她的确和丈夫一起去剧院看戏了。当时她担心买不到票，所以提前好几天就把票买好了，还为此多花了一些钱。结果那天到了之后才发现，前面的位子都还空着，根本用不着提前买票。为此她还被丈夫嘲笑了几句。

弗洛伊德接着问，爱丽丝是谁？女士说，爱丽丝是和她年纪差不多的一位好友。丈夫的确告诉过她，爱丽丝前不久订婚了，所以梦里会出现“爱丽丝和她的未婚夫”。

一个半弗洛林又是什么意思呢？女士想了想说，前一天，她嫂子收到了丈夫寄来的 150 个弗洛林（不是梦里的一个半弗洛林，但这是能想到的最接近的事情了），然后就匆匆跑到珠宝店，像个傻子一样，用所有的钱买了一件珠宝。所以“一个半弗洛林”可能是从这“150 个弗洛林”来的。

一个半弗洛林买三个差座位，为什么是三个座位呢？他继续让这位女士展开联想。女士表示对此一无所知，唯一能想到的和“三”这个数字有关的，就是她已经结婚十年了，而那个刚刚订婚的好朋友爱丽丝只比她小三个月。至于两个人为什么要买三张票，她完全想不出任何线索了。

这个梦的前半部分都真实发生过，比较容易解释，但是越到后面就越迷糊了。我们来看弗洛伊德是怎么解释的。虽然我们云里雾里，但弗洛伊德认为，这些信息已经足够了。首先，他发现在这位女士的解释中多次出现了“时间”的概念，比如自己订票太早，反而多支付了票价；嫂子去买珠宝太匆忙，好像迟了就买不到一样；比自己小三个月的好友到现在才订婚，而自己却早早就结婚了。对于嫂子买珠宝的行为，女士有一句评价：“像傻子一样。”弗洛伊德认为，通过接连几个关于“着急”的事件，这位女士很可能后悔自己结婚太早了，根本不需要这么着急。从“她丈夫嘲笑了她”这一点来看，她也很可能对丈夫心存不满，而她对嫂子“匆匆买珠宝”的评价，正是对自己“匆匆结婚”的评价。

根据弗洛伊德的理论，梦分为“显意”和“隐意”。“显意”就是我们梦到的内容，“隐意”则是梦背后潜意识的诉求。潜意识诉求需要通过伪装显现出来，因为我们是受道德约束的，只有采用这种“伪装”的方式，才能够躲过“道德的审查”，从而得以释放。

伪装一：凝缩

梦的伪装有四种形式。第一个是“凝缩”，把几个相互有关联的事物转化为一个单一的形象或内容。比方说，我们有时候会梦到一个人，他似乎整合了好几个人，容貌像甲、穿着像乙、身份却是丙。这个时候，你就需要找到甲、乙、丙三个人的共同点，这个共同点很可能就是你梦到他们的综合体所要表达的含义。

再举个例子，你梦见一间房子，又像浴室，又像卫生间，还有点像更衣室。实际上，它代表的很可能是“脱衣服”这样一个意向。因为浴室、卫生间、更衣室，通常都是我们换衣服的地方。

伪装二：转移

掌握了第一个“凝缩”之后，来学习“伪装”的第二个方法——转移。“转移”就是把重要的内容放在梦里不引人注意的情节上。弗洛伊德认为，“转移”就好比是一个害羞的人，想问别人借钱，但是不好意思直接开口，就先东拉西扯，然后看似不经意地提起钱的事。

在梦里怎么体现呢？梦中往往呈现出的是一些日常的、琐碎的事情，而真正关键的、重要的信息会被隐藏起来。只有通过不断地自由联想，才能让那些沉在底下的、真正想要表达的东西浮现出来。“一个半弗洛林买三个差座位”的梦，就是这种情况。

伪装三：象征

弗洛伊德认为，梦境里的事物会有一定的象征意义，而“象征”也是伪装的方法之一。通常，梦里出现国王、皇后，可能代表的是父母。比方说，你某次考试没考好，不敢拿给家长签字，心里非常忐忑。于是晚上，你就梦到皇后带着一群士兵在追赶一只小兔子。小兔子就是你自己。又或者，白天被老板训斥了，心里不爽，晚上就梦到自己徒手打死了一只大老虎。“老虎”可能就是“老板”的象征，你在梦里发泄对老板的不满。

按照弗洛伊德的理论，我们在清醒的时候，大脑要处理很多事情，忙不过来，这其中非常重要的一项就是约束我们的行为。但是，当我们进入睡眠时，大脑放松下来，没有那么警惕了，这时藏在潜意识里的本能，就会偷偷冒出来，浮到意识层面。所以梦是我们从有意识看无意识的一扇窗户。

有很多“象征的含义”并不是我们凭空想象出来的。梦中出现离别或旅行的场景可能与死亡或分离有关。为什么呢？因为当我们很小的时候，有亲人去世或者父母离婚，大人会说，“爷爷到一个很远很远的地方去了”，或者“爸爸出差去了，很久不能回来”。所以，很多人在经历亲人去世的那几天，会梦到旅行或者出差的场景。

所以，没事别乱说自己的梦，没准儿就暴露了什么小秘密。不过，就算把梦告诉别人，没有自己的配合，别人也不能得到正确的答案。

梦，只有自己能解

我们这里说的“解梦”仅限于为自己解梦，因为你能解的只有自己的梦。除非对方很配合，什么都愿意告诉你，不然的话，就算你知道别人做了什么梦，你的解释没有对方的认可，也是没有任何意义的。梦是很主观的东西，并没有一个标准答案。同样的一个梦境，不同的人，意义可能完全不一样。就像 “一个半弗洛林”对于那位女士来说代表了“匆忙”，但对你就不是。可能你昨天刚用 150 元钱买了一个你看中了很久的东西，而且当时正好在打折，对你来说，就是“愿望终于实现了”或者“收获满满”。所以，做梦的人既是出题者，也是最后的评判者。

用弗洛伊德的方法给自己解梦并不难。前面我们已经介绍了一些

“梦的伪装”，算是提供“解题思路”了。具体要怎么入手解这道题呢？我们也总结了“五步走”。

第一步：找找客观因素

第一步，可以找找最简单的线索。如果梦到自己拼命想跑，但就是迈不开步子，有可能是冬天盖的被子比较厚，也有可能睡觉的姿势不对，你的腿被压着了。有些梦，可能并没有太多深意，比如憋尿，大家都知道，晚上憋尿、尿急，就很容易梦到自己不停地找厕所，但就是找不到！

第二步：找找环境因素

也有可能是受到周围环境的影响。比如闹钟的声音、下雨的声音，都会进入我们的梦里。所以，如果第一步走不通，就可以走第二步，找找环境的原因。

第三步：想想白天发生的事

如果“环境”这条路也走不通，可以想一想，是不是和前一天发生的事情有关系。比如我有一次晚上回家，在家门口看到一只蟑螂爬过，结果梦里就梦到蟑螂了。白天的情景会以某种形式进入我们的梦里。比如某天见了一个很久不见的朋友，晚上会梦到。但是，梦里的情形和白天经历的不一样，这就是梦的有趣之处。它不是简单重复白天的事情，而是将那些出现过的事物打乱后重新组合。

比方说，你今天上午参加了一场考试，下午和朋友逛街买了条裙子，晚上在家看电视，电视里有你很喜欢的一位明星。到了晚上，你开始做梦了。你可能会梦到，你和朋友一起在考试，而监考老师就是那个你非常喜欢的明星，不过他并没有在认真监考，而是在看电视，电视里正在介绍你刚买的那条裙子……就像打牌的时候，总共就那么几张牌，但是我们会重新组合之后再打出去。梦也是一样。

有些时候，梦没有太多的含义，只是将白天的几个让你比较兴奋的点，以另一种逻辑串联起来。这个道理与之前提到的“刺激合成理论”有些相似。这是第三步，就是找和白天有关的元素。到这里，大概 1/3 的梦都可以解决了，至少有些头绪了。而剩下的 2/3 就需要用到 “梦的伪装”了。

第四步：自由联想

要解决难题，我们需要用到的是“联想法”。努力回忆梦里出现的事物，不管多离奇。然后，由这个事物展开联想，看你能想到些什么。有可能是你曾经发生过的类似的事，或你知道别人有过这样的事情，又或者是你最近听到、看到的一句话，你可能要想一想是从谁那里听到的，从哪本书上看到的。

如果是听人说的，你和这个人是什么关系？最近有没有交集？如果是书上看到的，这本书有什么来历？对你有什么特殊意义？可以无限联想下去，直到发现它们相交于同一个点。这是一个浩大的工程，需要很大的脑洞。有时候，我们会觉得根本联想不出什么东西。如果实在想不出，就只有最后一招了。

第五步：象征关系

最后一招不到万不得已，还是别用，这一招就是找“象征关系”。我们前面也说到了一些象征的意象。为什么不推荐大家用呢？因为同样的梦境对不同的人而言，意义是不一样的。所以，解梦主要还是靠“自由联想”。通过联想帮助你发现那些潜意识里真正在意的东西。这也是弗洛伊德“梦的解析”理论和其他所谓“释梦术”最大的不同。

多年以来，对于梦，研究者一直都在孜孜不倦地探索着。我们为什么会做梦？我们的梦境究竟有没有意义？这些问题，我们至今仍然无法回答，所有的理论不过是建立在大胆的假设之上。

犹太古籍《塔木德》中，有这样一句话：“一个没有得到释义的梦，就像一封未曾被启读过的信。”这样想来，我们都是一个个封存了无数信件的超级大信箱。

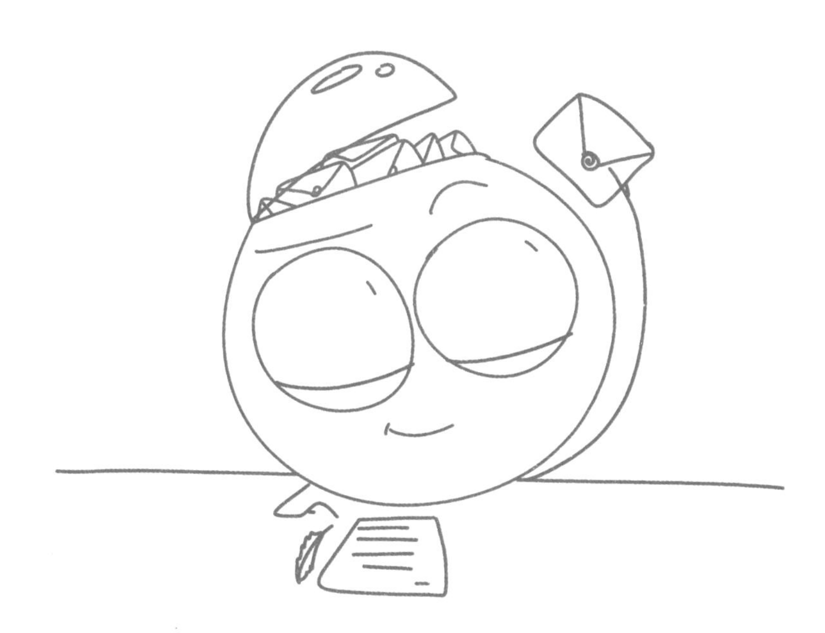

你的直觉靠谱吗？关于直觉的理性分析

4

现在我们来思考这样一个问题：如果要统计世界上每个国家的人口数量或者国土面积，然后统计所有数据的首位数，（比如，中国人口是 13 亿多，所以首位数就是 1，国土面积 960 万平方公里，首位数就是 9。美国人口的首位数是 3，国土面积的首位数也是 9。）请你用直觉判断，最后统计到的将近 500 个首位数中，1 到 9 这 9 个数字出现的概率分别是多少？

你也许认为最后的结果应该是每个数字出现的概率趋近于九分之一。这样推测看上去好像没啥毛病，但是如果你有兴趣，自己去做一做统计，结果会让你大吃一惊。有人做过人口的首位数的统计，发现以“1”开头的数字占 27%，而以“9”开头的数字只占了 5%。

相差这么多，会不会只是凑巧？如果换成面积的首位数来统计，结果应该会很不一样吧？更加不可思议的是，结果也是 1 最多，9 最少。

如果把这两个统计的概率分布画一条曲线，你会发现这两条曲线几乎是重合的，而且其中“1”的出现概率接近 31%，“9”的出现概率依然只有 5% 左右。

“本福特”定律

在统计学领域，有一个非常有趣的法则叫作本福特定律。是指一堆从生活中得出的数据中，以“1”为首位数的数字出现的几率大约是总数的三成，接近于期望值（1/9）的 3 倍。“2”出现的几率是 17.63%，“3”是 12.5%，到了“9”就只有可怜的 4.6%。

只要是自然产生的数据都符合本福特定律。这是一个非常神奇的定律，适用范围异常广泛，在几乎所有日常生活中，没有被人为规则影响的统计数据都满足这个定律。比如前面提到的世界各国的人口数量、各国的国土面积，还有账本之类的经济数据、投票数、物理化学常数、数学课本后面的答案、放射性半衰期，居然都符合本福特定律。

这和我们的直觉差得太多。本福特定律背后的故事本身也非常精彩，你如果有兴趣，可以自己主动去了解。我用这个例子是想引出对另一件事的思考，那就是我们的直觉到底靠不靠谱？

“直觉”究竟是什么？

在讨论直觉的时候，我们究竟讨论的是什么？直觉太抽象，和我们熟悉的视觉、听觉、味觉等感觉不同，似乎和思考、推理这样可以明确感知过程的思维活动也不一样。有些人还会把直觉和第六感、超感官、感知等混为一谈。

简单来说，直觉是一种思考的过程。在这个过程中输入的信息大部分来自储存于长时记忆中的知识，这些信息被自动加工，不需要意识参与。而这个过程输出的信息则是一种感觉，人们基于这种所谓的感觉来做判断或决策。

还有一种更容易理解的表述方式。美国心理学家丹尼尔·卡尼曼写了一本书叫《思考，快与慢》，这本书中就定义了人类大脑的两种思维模式系统，分别是系统一和系统二。系统一的运行是无意识且快速的，不怎么费脑力，没有感觉，完全处于自主控制状态。系统二将注意力转移到需要费脑力的大脑活动上来，比如复杂的运算。系统一的运行通常和行为选择以及专注等主观体验相关联，所以系统一就是直觉。比如确定两件物品的位置远近、比较 198+81 和 11+6 的大小、察觉别人语气中的不友好、在空旷的道路上开车（我相信很多老司机都有所谓的大脑自动驾驶模式，这其实有点危险）、一位象棋大师在下象棋的时候看出一步好棋等，都由系统一来处理。

系统二要处理的情况也有很多例子，比如要你用比平时更快的驾驶速度驾驶一段时间，数出一篇文章中出现了多少个“他”，求出 198+81+11+6 的和，检验一个复杂的逻辑论证的有效性，在狭小陌生的空间里停车，让一个不怎么会下棋的人选一步好棋。

系统一里的很多行为似乎的确是无意识的，甚至是出于与生俱来的或者经过了长期训练之后而得到的本能反应。系统二中的行为则必须要集中注意力才能很好地控制。实验结果也显示，当我们使用系统二的时候往往伴随着瞳孔扩大、心率增高。经过训练之后，一些本来让系统二处理的事也会直接交给系统一。外语好的朋友可能会有这种体验，刚学语法的时候，做语法题特别痛苦，但学习久了以后凭着所谓的语感，读一遍就能意识到这个空应该填什么，或者这句话哪儿出了问题。

这套机制的原理让我们的大脑本能地更倾向于偷懒。这两个系统的分工的确是非常高效的，付出的代价最小，效果往往又最好。通常情况下，这种分工也的确很有效，因为系统一善于完成自己的本职工作，在熟悉的情境中，它采取的模式往往是精确的，做的短期预测也往往是准确的，遇到挑战的时候做出的第一反应也非常迅速，而且基本都是恰当的。

但是，因为系统一太省力太好用，所以存在惯性和偏见。在很多特定的情况下就容易犯系统性错误。系统一，也就是直觉，有时会将原本比较难的问题简化处理，还让我们意识不到。这时犯的错往往就很离谱了，尤其是在涉及逻辑学和统计学问题的时候，这时我们的直觉，此时应该叫数学直觉，就表现得几乎是一无所知了。

当“系统一”犯错时

再来做一道简单的数学题：球拍加球共花了 11 元，球拍比球贵 10 元，球多少钱？用直觉回答，相信不少人会得到 1 元的答案，而且感觉自己答对了，其实是错的。这是一道对于小学生来说都很简单的数学题。仔细再想一下，球拍加球一共 11 元，$x+(x+10)=11$，所以 x 是 0.5，球只要五角钱。

如果你也是想都没想就脱口而出，球是 1 元钱，而且觉得自己的回答没什么问题，请你意识到一个重要的事实，就是你没有认真检验答案是否正确。这时你的系统二倾向于偷懒，直接采纳了系统一给出的直觉性答案，而且很信任系统一的判断。但事实上，再验证一下，只花几秒钟的时间，这道题其实很简单。

关于这个问题有一个很有趣的调查。研究者让哈佛大学、麻省理工学院、普林斯顿大学这些顶尖院校的学生回答这道题，发现有 50% 以上的同学通过直觉给出了一个错误的答案。研究者又去排名稍后一点的大学做了调查，发现有 80% 以上的大学生没有验证就脱口而出了。

看来大脑都不爱处理稍微复杂一点的问题，哪怕稍微复杂一丁点，很多人就过于自信，过于相信自己的直觉。

通过下面这个例子可以直观地看到数学直觉和真实数学结果之间的差异到底有多大。我们来模拟这样一个场景，一个人用颤抖的双手拿着艾滋病检测呈阳性的化验单去问医生，这个检测呈阳性是什么意思？医生说：做好心理准备。首先，粗略估计大约每一千人中就有一个人得艾滋病，你做的这个检测是血液检测法，这种方法相当精确。当然，的确也有两种情况会带来误诊，会出现假阴性和假阳性，假阴性的概率是 5%，假阳性的概率比假阴性更低，只有 1%。根据这些数据，你估计一下情况，估计的结果可能不太乐观。虚拟的情景到此打住，用你的直觉给出一个答案，这个病人患艾滋病的概率有多大？选出与你的直觉最接近的选项，A是 90%，B是 50%，C是10%。

估计大部分人会选择A。因为这个检测看上去挺靠谱的，误诊率很低。但是如果用统计学的方法做一次严谨的计算，正确答案会令人非常惊讶，结果是这个人患病的概率居然连 10% 都不到，正确答案应该是 C。

我的第一反应是这个答案也太不科学、太违反直觉了。很多人哪怕是看了详细的计算过程之后依然不能心服口服。我们先把争论抛开不谈，仔细来看看这个计算本身。换个角度再去理解这个问题，你会发现这就是正确答案，不到 10% 的概率。

问题的关键是在于情景中第三个条件，医生说，这个检查会让实际没有得艾滋病的人也得到阳性的结果，即为假阳性。虽然这个概率只有 1%，但艾滋病的发病率是 1‰，在不考虑条件二也就是假阴性的情况下，假设一个理想的统计人群共 10 万人，按照发病率 1‰，在 10 万人中应该有 100 人确实患有艾滋病。如果 10 万人都去做这个检测，因为1%的假阳性概率，会有 1 000 多个阳性的结果。只考虑条件一和条件三，100 个真实的病患加上 99 900 个健康人中被假阳性的那 1%，这个检查总共会得到 1 099 个阳性的结果。如果把条件二，也就是 5% 的假阴性概率也考虑进去，我们就会发现，故事主角的患病概率已经不到 10% 了。

统计学里有个贝叶斯公式，也可以通过如下方式把具体的概率估算出来。10 万人的理想统计人群，1‰ 的发病率，100 人患病。这100 人去做检查，就会发现因为有 5% 的假阴性，所以有 95 个人最终被验出了阳性，染病的人还有 5 个人没有拿到结果。因为有 1% 的假阳性，所以健康人里有 999 个人验出的是假阳性，所有验出阳性的人一共是 999 + 95 = 1 094 人。而在这 1 094 人中，真正有病的只有 95 个，所以最终主人公患病的概率只有 8.68%。

这些数据接近真实数据，并不是随手一写的。那到底为什么看似没毛病的答案与我们的直觉相差那么远呢？

答案是我们并不知道第一个例子里这个人的生活背景，之前是不是有过高危行为。所以，在后面的分析中，我们的模型代表所有人口，看到阳性结果的时候，就意识到真实的患病概率就是差不多 8.68%。但是我们也知道，如果一个人主动到医院检查，通常可能已经有过了高危行为或者可能有发病的症状。这样一来，如果拿到了阳性的结果，他真的有可能感染艾滋病毒了。

简单来说，处理和现实生活相关的问题时，我们的直觉并没有那么不可靠，毕竟直觉是以现实生活经验的累积为基础的理论。当处理抽象问题的时候，直觉就不那么靠谱了，因为它总是不可避免地会去参考我们之前积累的那些经验。

“直觉”有什么好处?

直觉本身没有绝对的好坏之分，虽然在科学启蒙之后，大多数人已经接受了理性看似至高无上的地位，但是越来越多的心理学和神经科学的研究也表明在决策和判断过程中，直觉具有不可替代的地位，在某些情况下直觉做出的决策优于理性判断。有时我们可能需要承认直觉或者感性的力量。

早期的人类，手头的任务通常是：砍柴、将一个马群赶到峡谷里、为了猎捕某种庞然大物制作一架捕兽器，这些工作都是此时此刻的问题，解决的是当下。在通常情况下，超乎任务本身的思考是没什么意义的。史前的祖先们不必超出当时情况本身去考虑问题，这就使得我们的思维模式中存在某种倾向，诸如一次只做一件事、因果关系、线性思维。这些思维方式的确适合过去简单的世界，但是在现代社会生活的我们所面对的问题复杂多了。

自从出现了文明和交流，看似单一的事件就变得越来越复杂，因和果的关系变得越来越混沌，在纷繁的影响因素中完美地梳理出对应当下问题的因果或线性逻辑关系，对于个人来说往往是不可能做到的。哪怕是最厉害的超级计算机也无法处理这样的问题。有一个说法 —— 现在这种冯·诺依曼式构架的计算机或许永远无法处理类似经济、天气的复杂问题，要演算每个变量的无限可能性，这个过程要耗费不可想象的资源。

所以在这种时候直觉反而有优势，因为我们的大脑耗能特别低。就像“阿尔法狗”和人类高手下围棋时采用的策略，它并不是计算完全逻辑穷举之后每一步的所有可能性，这是不可能做到的，但是可以评估它面临的每一种选择的获胜概率，然后选择最有可能赢的那一步。

这就类似于我们的直觉决策模式。正是因为逻辑的理性思维在解决复杂问题时不一定有非常高的成功率，所以很多时候直觉还是很有用的。在某种程度上，直觉就是综合了大脑里潜意识、下意识包含的所有变量，而对事件的发展做的预期。在心理学中对直觉的研究主要属于认知心理学的范畴。

如果这样说有点抽象，那就来想象一个具体的场景 —— 一直吹一个气球，气球会怎样？会爆了。相信很多人小时候也有这样的经历，所以，你在看别人吹气球或者想象这个场景的时候，是不是自己就“脑补”了吹到多大的时候气球会爆？再想象一下，对一个东西施加一个特殊的力，最终会变成怎样？通过你对压力的分布和材质的判定等因素的输入，总结我们从小获得的各种物体被破坏的画面，最后大脑就会猜出一个可能的模型。我们想象一下，如果用同样的力气去掰一把钢尺和一把塑料尺。你可能不会去考虑这些材料有什么特点，施力点在哪里。这些信息几乎是在一瞬间输入的，你的经验都被调动出来，而且你估计的结果和真实发生的情况应该不会差很多。但是，如果用物理知识去计算，不仅过程漫长，而且如果中间某个变量考虑错了，结果大相径庭。这时直觉的优势就很明显了。

和低效的“一定就是这样”相比，高效的“差不多就是这样”往往更具优势。更不用说有些东西根本没办法求出精确的结果。直觉是人的经验的沉淀，不仅仅是指概率直觉和数学直觉，换个角度说，当我们经历的现实结果与此前大脑给出的预期模型严重不符时，比如题目的答案违反直觉，或者目睹非牛顿流体被击打，大脑会迅速地注意到这种意外的反直觉发现并修订增补你建立的模型，经过若干层次和层面的演绎，最终储存这些演绎归纳的结果。

“直觉”有规律可循吗?

了解这些之后，我们会发现，直觉也不是那么飘忽不定，无法捉摸，也和我们其他的思维活动一样有规律可循。现在研究者认为，直觉的确是有序的，而且在某些情况下，直觉比理性更有效，甚至可以从行为心理学和神经科学两方面去证明直觉是人类认知结构的核心组成。

首先看一看心理学领域。传统的经济学曾经把人看作绝对理性的人，心理学家卡尼曼却通过对人类直觉规律的研究，获得了 2002 年的诺贝尔经济学奖，这也是诺贝尔经济学奖第一次颁给心理学家。卡尼曼发现，人会按照相同的原理去犯类似的错误，所以他认为直觉并不是一个不可捉摸的随机系统，而是一个系统的、结构性的加工体系。

卡尼曼做过一个非常经典的实验。他找了两组实验参与者，每一组回答一个问题。第一组的问题是：在一篇 4 页的英文小说中，有多少个 7 个字母组成的以 ing 结尾的单词？实验参与者要从 0、1 ~ 2 个、3 ~ 4 个、5 ~ 7 个、8 ~ 10 个、11 ~ 15 个和 16 个以上这些选项中做出选择。另一组的问题略有不同，他们要估算的是7个字母组成的倒数第 2 个字母是 n 的单词的数量。听起来第二组的条件包含了第一组的条件，以 ing 结尾也就是倒数第 2 个字母是 n。如果人都是理性的，第二组估计的平均数就应该大于第一组。结果是第一组预测的数字的中数是 13.4，一半的人的选择大于 13.4，一半人的选择小于 13.4。而第二组预测的数字的中数比第一组少很多，竟然只有 4.7。这说明人们在用直觉估算的时候并不是严格按照逻辑来推理。因为以 ing 结尾的单词更容易被想起来，想出几个 n 是倒数第二个字母的单词反而会困难一些。卡尼曼认为人在做出判断的时候采用了可得性启发式策略，这是指人们根据某种结构的可提取性 —— 可以理解为容易想到的程度 —— 来做判断，而不是按照逻辑范畴。

卡尼曼的启发策略看起来还是在证实直觉不可靠，但他恰恰又说明了直觉的有效性。试想如果大多数时候直觉都在犯错，即便某一次直觉判断正确了，又有谁还敢相信直觉呢？于是，像卡尼曼那样去探讨直觉运作的规律就显得非常有意义。

那什么时候使用直觉会更有效呢？其实还真的有可以参考的研究，在 10 多年前，《科学》期刊上曾经发表过一篇关于无意识思维的研究，题目叫作《做出正确的选择 —— 无注意思考效应》。其中介绍了一个关于选择汽车的实验。研究者先把实验参与者分为两大组，一组简单任务组，一组复杂任务组。简单任务组的任务是阅读 4 辆候选车的文字介绍后选择一辆汽车，文字介绍只有 4 个属性的内容，第一辆车有 75% 的宣传内容都是积极评价，另外两辆有 50% 的内容是积极内容，最后一辆只有 25% 是积极的。稍微有点正常理性思维的人，很容易判断哪一辆是好车。复杂任务组的实验参与者要了解 4 辆候选车的 12 个属性，其中积极评价所占的比例和简单任务组相比是相同的。最好的车也有 75% 的内容是积极评价。从概率上来讲，哪辆是好车同样是显而易见的。

两个任务组中的实验参与者被进一步拆分，一些实验参与者可以先思考 4 分钟再做结论，另一些人则要用 4 分钟的时间去完成另一个与此不相关的任务，以防他们在这段时间思考到底该选哪辆车。这两个任务组又被分成了靠直觉选择组和思考后选择组。猜猜看结果怎么样？

结果是简单任务组里思考过的人更容易做出明智的选择，复杂任务组里，靠直觉选择的结果反而要比理性思考过得更好。

这篇研究最为引人注意的一个结论就是对于某些简单问题做理性思考，会得到最好的结果，就像实验结果那样。而对于某些复杂问题，直觉思考的结果反而好于理性思考。

在无法完全掌握所有信息的情况下，无意识思维似乎的确更能有效地做出选择。而心理学当前的研究至少可以说明直觉是系统的、有规律的体系，在处理某些复杂问题上要比理性更有效。

在道德评判领域，较之于推理，直觉才是我们做出道德判断的真正原因。在讨论诸如堕胎、安乐死或同性婚姻这类关乎伦理道德范畴的问题时，极难通过理性分析来说服认为这些问题违反道德的人。即使这些人受过良好的教育，能够完全听懂所有论据，但是因为直觉上觉得不道德，所以就是不同意，而这一点自然也需要用理性的方法来证实。

美国社会心理学家、弗吉尼亚大学的乔纳森·海特教授，在 2001 年提出“道德判断社会直觉理论”。他认为道德判断是由快速的道德直觉引起的，而且相应的道德推理只有在需要的时候才会在事后产生。我们自以为是由于道德推理得出的道德判断，其实是直觉先有了判断，再使劲找理由让这个判断合理化。

海特做了一个非常有趣但看上去也有一些疑点的实验。他证明了是先前的厌恶感造成了道德直觉，而不是道德推理决定了道德判断。海特和他的同事先选出了一些容易受骗的实验参与者 —— 在心理学理论上是比较容易实现的 —— 然后对他们暗示，使他们产生特定的厌恶感，从而产生特定的道德直觉。

经过暗示后，第一组对单词“拿”感到厌恶，另一组则对单词“经常”感到厌恶。为了检验暗示的效果，在确定实验参与者没发现自己对某些单词产生厌恶感之后，又安排了一个用饼干当午餐的环节。在和实验参与者交谈的过程中，实验人员故意使用“拿”这个单词，结果发现那些没有意识到自己受到特定暗示的实验参与者吃的饼干就比第二组要少。在确定暗示有效之后，真正的好戏来了。两组实验参与者都要阅读一系列的道德事件，在这些道德事件中，会根据条件出现“拿”或者“经常”，以此来操控实验参与者的道德直觉。每一组实验参与者先阅读三个含有暗示性词汇的故事，再读三个只包含另一组被暗示词汇的故事，最后再读一个中性的故事，也就是说这个故事中其实根本没有任何道德问题。

结果是实验参与者的道德直觉被操控了。对于含有暗示词汇的故事，实验参与者就用更加严格的道德标尺去要求故事的主角，当道德中性的事件中有暗示词汇的时候，实验参与者也会对事件中的主角产生负面的道德判断，在事后的采访中，实验参与者往往给不出充分的理由来支持自己的判断，而会说反正就是讨厌。这说明催眠产生的厌恶感是影响道德直觉的，并且最终影响了实验参与者的道德判断。

道德推理，也就是有意识的推理，并不是直接原因，你所以为的自己通过自由意志做出的判断也许只是一种错觉罢了。这就是典型的通常被认为属于感性范畴的事。

“直觉”工作时，大脑在干什么？

前面提到的都是心理学方面的研究证据，但是如果要对直觉刨根问底，还得看看神经科学的研究。换个说法就是，当我们的直觉工作的时候，大脑究竟在干什么？

近年来，越来越多的学者尝试用实验科学的视角研究直觉决策的机制。具体分为两个类：一类行为实验是前面提到的，从行为层面研究直觉决策的外在特征，以行为现象探讨直觉决策的利弊；另一类是在这个基础之上还可以进一步探索人们做决策时大脑的思维过程，从神经科学层面研究人类决策行为背后的神经机制。

2009 年，有研究者在《科学》杂志上发表了这样一项研究。他们设置了两项实验任务，一种可以通过推理解决，叫受控可解决问题，另一种则是必须通过直觉才能解决的纯协作问题。

面对受控可解决问题，只要实验参与者有足够的计算能力，都可以利用游戏的数学结构找到其中的最优策略。而面对纯协作问题，只有当两个实验参与者心有灵犀，默契地做出相协调的举动，才能够赢得游戏。在这种情况下，推理完全没有用武之地，想要解决问题似乎只有诉诸直觉。这项研究通过巧妙的实验设计，完全区分开直觉和推理这两种决策模式。当然，因为是神经科学研究，研究者更关注的不是结果，而是这些对象在完成游戏过程中的大脑活动。

人们在推理的时候往往会出现瞳孔扩大、心率增高的现象，而直觉工作的时候没有这种反应。这两种情况下，大脑的工作区域是不一样的。

那我们的直觉到底在哪里？功能性磁共振成像的结果的确显示，人们在完成直觉和推理决策两类任务的时候，大脑的激活区域有显著差异。换句话说，从神经科学的角度来看，直觉与推理两类决策的认知加工过程并不相同，虽然结果有时可能是一致的。

不妨再看看另一个有趣的例子，来体会一下感性的力量到底有多强大。这个实验恰好还能解释很多人为什么难以被铁证如山的科学证据说服。

2012 年，《认知神经科学杂志》发表过一项研究，试图解释人类固执的原因，研究者设计了一个简单的测试来证明科学和直觉、理性与感性的角力。他们让 150 名学过数理课程的大学生阅读几百条命题，并且尽可能快速地判断命题是否正确。其中有一些命题与直觉和科学理论都相符，比如月亮绕着地球运行，也有一些在科学上正确，但是违反人们直觉的，比如地球绕着太阳运行。尽管参与测试的都是大学生，仍然在判断那些违背直觉的命题时花了更长的时间。即使他们最终给出了一个正确的判断，似乎还是需要一段时间来压制直觉上的不适。我们好像永远也无法摆脱直觉，哪怕已经知道它的某个判断肯定是错的，我们只是学会了忽视。这篇论文同样建立在前人对学习过程的研究基础上。2003 年，一位心理学家给大学生们放了几段短片，第一段短片中，两个不同大小的球以相同的速度下落，而第二段中，大球会落得比小球更快一些。这就是“伽利略铁球实验”。在观看短片的时候，研究者要求学生选出正确的版本。很多人想当然地认为大球落得更快。如研究者所料，没有物理学背景的学生并不赞同伽利略的理论。研究者还用核磁共振监测了实验参与者的大脑活动，发现学生在观看正确录像的时候，血液会涌入大脑中一块名叫前扣带皮层的部位。前扣带皮层的活动通常和错误矛盾有关，也被一些神经研究者戏称为“哇靠”回路，英文就是“Oh shit Circuit”。

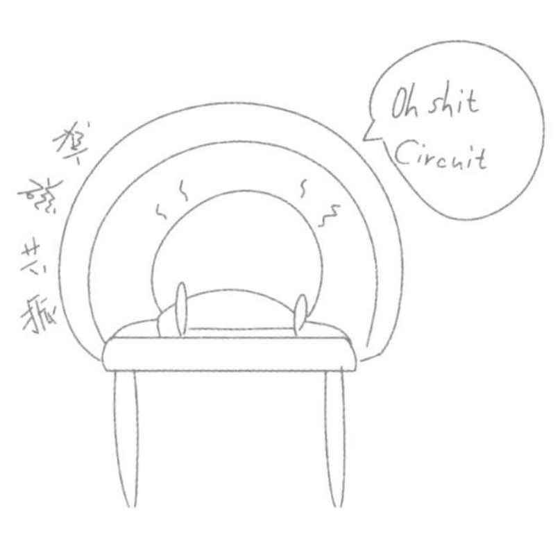

考虑到这个测试中多数大学生的物理基础很薄弱，得到这样一个结果并不惊人，但是研究者又对真正的物理系学生做了一个同样的测试。

实验参与者的答案非常正确，但是他们的大脑中也发生了一些有趣的事情。观看正确录像的时候，他们的血液会涌入背外侧前额叶皮层的区域。这个名字有点复杂，它位于前额的后方，是青少年发育最晚的大脑区域之一，在压制无用想法中发挥着重要的作用。如果你不想一直惦记冰箱里的冰淇淋，需要集中精力去完成沉闷的工作，这时背外侧前额叶皮层就在辛勤地工作。这意味着，即使是物理系的大学生，已经有了非常充分的知识积累，依然在本能地压抑自己的直觉。

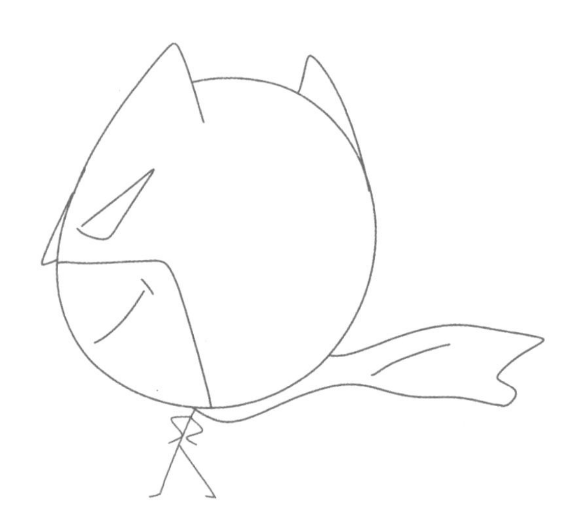

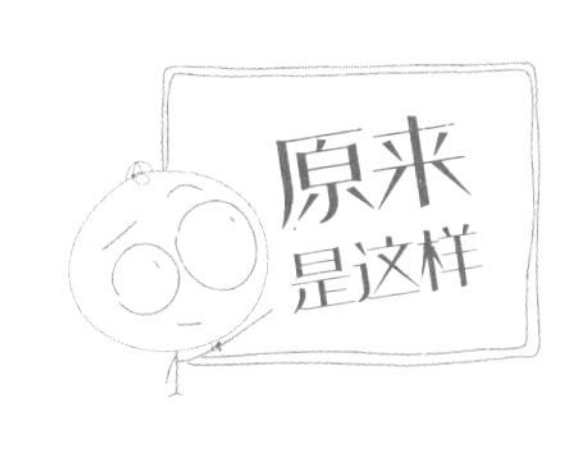

直觉与理性都是人类决策的重要工具

通过对直觉的讨论，我并不想下结论说感性或理性到底哪一个更重要，我们应该抛弃哪一边彻底去拥抱另一边。从理性的角度看，它们都有各自擅长的领域。

这些研究都表明直觉是人类认知的核心过程，直觉与理性都是人类决策的重要工具，说到底，直觉和理性思考还是适应的产物。在社会生活中并非凡事都按照概率方式处理就有最优解，这也是直觉存在合理性和有效性的根源。直觉机制并不是突如其来的灵感而是成系统的思考方式。较之于理性思考，直觉更擅长处理复杂的问题。当然，我们也要清醒地意识到，在某些情况下，人们会误将直觉决策当成理性决策的结果。

所以“死理性派”的朋友在一些问题上也不要被自己看起来理性、实际却是感性的倾向误导。正如直觉与推理是人类决策与判断的两类主要模式，我们的大脑离开谁都玩不转。归根到底，理性和感性都是人性的一部分，并没有优劣对错之分。

神秘的第六感：人类太久不用退化的超能力

第六感这个词，看上去玄乎，但是了解第六感，可以让我们对于人类的意识和感觉之间的关系有一个不同的视角，重新认识感觉系统。

第六感和直觉到底是不是同一个概念？通常认为，第六感和直觉是大致吻合的，类似的还有潜意识。很多人喜欢把第六感理解成一种预知未来的能力，比如经典影片《第六感》，把它说成一种可以看见亡灵的能力。这些肯定不是我们要讨论的问题。

“判断”可以先于“意识”

我们先来看一个实验。在这个实验中，参与者需要从四堆卡牌ABCD 的任意一堆中抽出一张，卡牌分两种，一种上面写着“好”，另一种写着“差”。AB 两堆里“差”牌多一些，CD 中的“好”牌多一些。参与者在不知情的情况下抽牌，在抽了 10 张卡片之后，仍然不了解情况，但抽了 50 张之后，大部分人会猜出哪一堆牌更“好”。抽完了所有 80 张牌之后，他们就会清楚地知道 AB 堆的牌普遍差，CD 堆的牌普遍好。

实验开始前，研究者给被试者的手指连上了一种特殊的电信号探测器，它可以探测手指皮肤的电传导水平。结果发现，被试者的皮肤电传导水平在抽前 10 张牌的时候就已经有反应了，也就是说，在他们意识到哪一堆牌更好之前，皮肤已经预先做出了正确的判断。

皮肤肯定是不知道正确答案的，或许，在我们意识到之前，大脑已经预先处理了一些我们的意识无法察觉的感官信息输入。

澳大利亚墨尔本的心理学教授皮尔斯·豪认为，人们所谓的第六感可以解释为是一种视觉处理流程。他找了 10 个年龄在 19 ~ 43 岁之间的志愿者，让他们快速查看一个女孩的两张照片，照片可能有一些细微差别，比如是否戴眼镜、头发和口红的颜色不同，也可能是两张一模一样的照片。看完两张照片后，被试者要回答两张照片是否一样，并标注出不一样的地方。结果发现，正确率竟然达到了 73%。即使只花了很短的时间看照片，即便指不出具体的差别，也能判断出两张照片是不一样的。

看上去不可思议，但这的确就是我们的大脑正在发生的事。豪教授认为，所谓的第六感是类似的视觉处理流程，大脑在忙着处理各种视觉信息，来不及转换成语言表达，于是就有了一种冥冥之中的感觉。

“第六感”这个词本身太过于抽象，如果非要把它定义成预知未来的能力或者超感官知觉的话，现代科学中并没有明确证据可以证明这种能力是确实存在的。但是你有没有想过，第六感的这个“六”字本身就有问题。

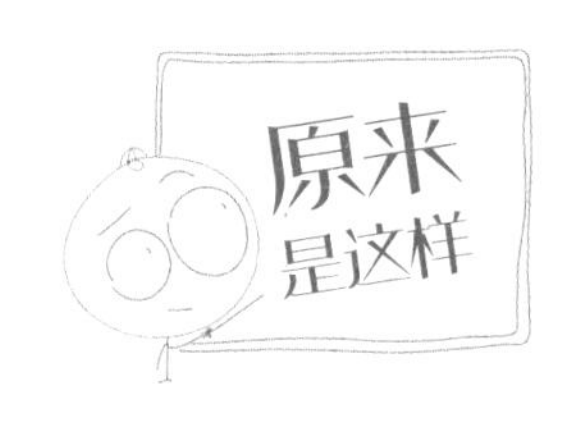

人远不只“五感”

眼睛代表视觉，探测可见光信号；耳朵代表听觉，探测空气的振动，也就是声音；鼻子代表嗅觉，探测空气中的化学分子；舌头代表味觉，探测食物中水溶性物质的化学成分；皮肤代表触觉，但是触觉所探测的东西复杂得多，能够感觉到触摸、疼痛、冷热、压力等，都是不同类型的物理信号。

我们为什么怕冷？因为皮肤下面有冷点和热点，热点也叫温点。具体来说，就是一些皮肤感受器只对机械刺激发生反应，产生的就是触觉；而另一些皮肤感受器则对温刺激产生温觉或对冷刺激产生冷觉，前者是热量的输入，后者是热量的流失。

不同的感受器在同一部位的皮肤上的数目是不同的。痛点和触点较多，温点和冷点较少，而相同感受器的数目在皮肤不同部位的数量也不同。光是皮肤的感觉，就不止五种了。如果把第六感定义为超越五感的存在，那么我们的“第六感”可以有许许多多。

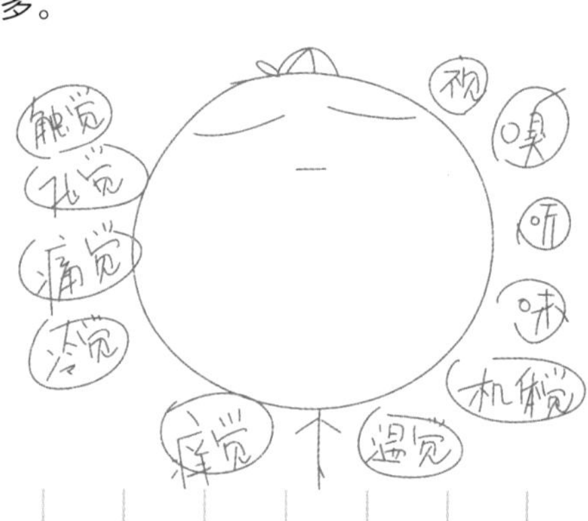

内耳的“平衡觉”

举一个简单的例子 —— 想一想我们的耳朵是干什么用的？除了听声音，它还有一个非常重要的功能，就是帮助我们感知“加速度”，也就是一种平衡的感觉。一台手机要感受外界的信息，就需要摄像头、陀螺仪、听筒压力、感应屏幕等，我们的身体也一样。在我们的内耳中，“耳蜗（cochlea）”是真正用来听声音的，其余两个部分 —— 三半规管（semicircular canals）和前庭（vestibular），都和听觉没有任何关系，而是与“平衡”有关。当我们的头部移动时，内耳中的听毛会随之摆动，根据听毛摆动的方向，三半规管可以侦测头部的“旋转”，而前庭可以记录“直线”方向的加速运动。

身体的“本体感觉”

如果现在闭上眼睛，我相信你依然能够自如地摆出泰坦尼克号中 Rose 和 Jack 站在船头的那个经典造型——张开双臂的十字形。虽然闭着眼睛看不到自己的胳膊，但我们仍然知道如何摆姿势。这是如何做到的？

原来，有一种探测我们人体自身状态的一种感觉，叫“本体感觉”。本体感觉的信息主要来自骨骼肌内普遍存在的一种感觉器官，我们叫肌梭（muscle spindle）。它是被包裹在骨骼肌中的一种特殊的纺锤形的肌肉纤维，能够感应肌肉的拉伸变形。还有一些器官也可以传感肢体状态信息，比如感知关节运动的高尔基腱器官（Golgi tendon organ）。当我们在学习复杂动作，比如游泳的时候，无法看到自己的整个身体，这时“本体感觉”的反馈就非常重要了。

内脏的“机体觉”

还有一类容易被我们忽视、但天天都能够感受到的感觉 —— 内脏感觉。这一系列感觉有：饥饿、口渴、饱胀、窒息、疲劳、便意、恶心，还有各种脏器的疼痛、性快感，等等。内脏感觉也有一个名字，叫机体觉，指内脏的活动作用于脏器壁上的感受器而产生的感觉。当内部器官工作正常的时候，各种感觉融合成正常的自我感觉。你觉得自己感觉不到器官在某个位置，因为它是正常的，信号被我们自动屏蔽掉了。

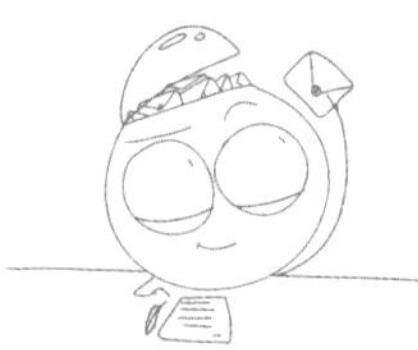

原来是这样

每个人都有“第六感”

我们所拥有的感觉远远不止五种，所以每个人都有第六感、第七感，甚至是第十三感。在一些特定机制下，神经系统还会表现出一种补偿机制 —— 当我们缺失了某一种感觉，就会通过其他途径来弥补，从而帮助我们形成认知，而这种替代与重塑，是我们自己意识不到的。

我们作为一个生物体，无论是监控自己的身体，还是输入获取外界信息，本身就是一种超能力。在动物界，蝙蝠可以通过超声波来感觉距离，鲨鱼有感受电的能力、鸟类能够长距离迁徙 …… 或许，这些超能力在人类进化的道路上也都曾经出现过，只是太久不用退化了。

偏见和偏差：认为自己没有偏见本身就是偏见

先讲个小故事。

第二次世界大战期间，盟军需要加厚战斗机装甲来提高飞行员的生存概率，但是那时经费有限，只能够对局部升级加固。问题就来了，究竟哪个部位最关键呢？要把有限的装甲装备上去，抵御敌人的火炮，他们决定采取统计调查的方式。于是他们检查了每一架战斗机返回时受到的损伤程度，计算出飞机整体的中弹状况，再根据模型数据去分析，最终做出一个决定。

分析发现盟军飞机普遍中弹最严重的地方是机翼，有的机翼几乎被打成了筛子，而相反中弹最轻的地方是驾驶舱以及尾部发动机，许多驾驶舱连擦伤都没有。大部分人都认为应该加厚机翼，而正当他们准备给机翼加厚装甲的时候，一位统计学家阻拦了他们。

这位统计学家提出了一个完全相反的方案，他认为应该加厚的是驾驶舱和飞机尾部，理由非常简单，在这两个位置中弹的飞机都没有飞回来。

幸存者偏差

这就是今天要和大家分享的第一个重要的偏见或偏差，那就是幸存者偏差。我们逛博物馆的时候，常常会感慨那些古代的工艺品制作精良，美轮美奂，坚固耐用，几千年下来依然保存完好。我们还会感慨几十年前的家用电器或老爷车经久耐用，甚至可能“吐槽”现代的工业产品不经摔，因为在我们生活中用坏了、破了的例子实在是太多了。但是和博物馆展品或老电器同时代的绝大部分物品又到哪里去了呢？是不是也因为脆弱和简陋而被历史淘汰了？

能留到现在的肯定是当时那些物品里的佼佼者，或者是被佼佼者们精心保存下来的。比如皇室的陪葬品，本身就是顶级的物品。

另一个例子是当你或你的亲人得病的时候，尤其是得了重病，经常会有人适时出现，并且一本正经地推荐来自非正规医院的所谓神医或者祖传偏方，还斩钉截铁地告诉你，这个绝对好，绝对有用，我家的谁谁就是这么治好的。设想一下，那些来自非正规医院的所谓神医或偏方，究竟有没有治好他的亲戚呢？假设这个推荐人是一个诚实的人，的确是治好了，但是这个所谓神医或者偏方如果治了一百个人的话，一百个人当中又治好了几个人呢？

类似的还有算命先生，以及很多人喜欢看的星座占卜。我们虽然都听到过身边非常熟悉的朋友说某某事真的很准，但是依然要有一个清醒的认识——它们都是概率背后的幸存者。

还有一种情况，比如说有一天我邀请你到我家做客，你看着我打开了冰箱，发现里面都是可乐、啤酒、速冻油炸食品、各种巧克力和高热量的食品，你会怎么想呢？你会觉得我是假冒的健身人士，嘴上说着什么健康饮食，背地里却干着这样的勾当，对吧？而事实是什么呢？因为我对饮食要求非常严格，蔬菜、水果、鸡胸肉、牛肉、鱼片这些东西消耗得非常快，反倒是你刚才看到的这些东西，有些是朋友送的、有些是用来招待客人的、有些是偶尔解馋的。总之虽然这些东西占到了我目前食品储量的主流，看上去都不太健康，却并不能够代表我真实的饮食结构。

类似于成功学鸡汤，通常都是“幸存者”的故事，这就使得大量的失败案例被刻意或不经意地隐去了。对于幸存者偏差最有趣的思考在于，我们要获取某一件事情的完整信息实际上是非常困难的，即使对于专业的统计学家来说也是如此，没有误差是不可能的，所以看待事物的时候，需要尽可能全方位、多角度思考。

消极偏差

另一种常见的偏见，就是消极或负面偏见，简单地说就是与正面信息相比，人们对于负面信息更敏感，比如我们常常会注意到的关于空难的新闻。

大家会觉得空难一旦发生，死亡率很高，所以就会印象很深刻，这就造成了很多人的飞机恐惧。但事实是什么呢？如果从科学的角度去看，飞机事故后的生还率在 90% 以上。哪怕你是一位每天都要坐一趟飞机的空中飞人，从概率上来说，你需要上万年才会遇到一次重大的事故，而且还不是致死事故。要碰到一次这样的事故，你的飞行距离大约是地球到太阳距离的十几倍才行。而相比之下，道路交通事故的发生数量和死亡概率明显高得多。但是因为太频繁、太普遍了，媒体也懒得报道，所以就给人一种相比坐飞机，坐车其实并不危险的错觉。

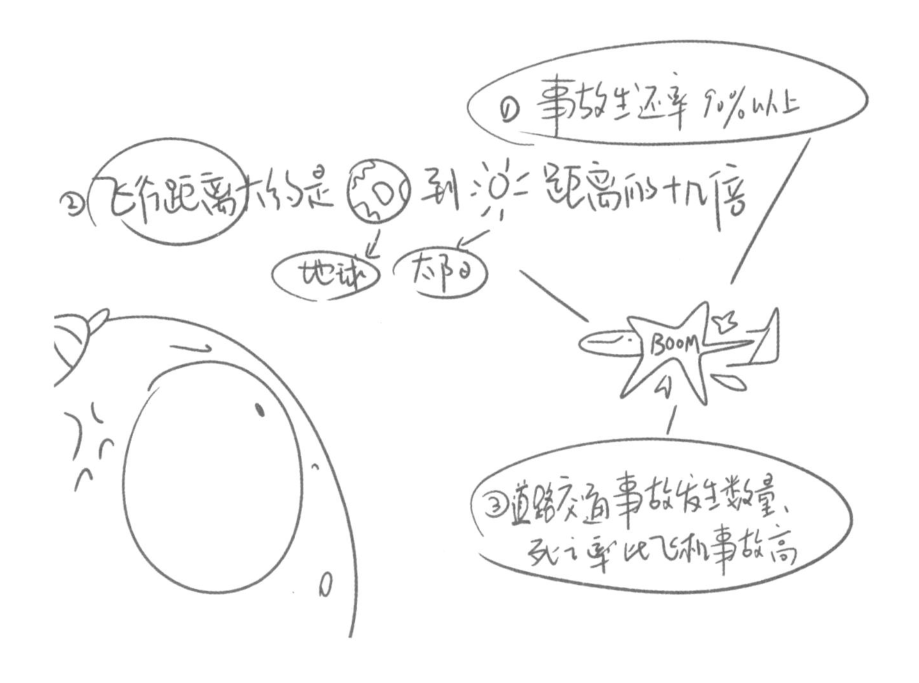

首因效应

人与人的第一次交往留下的印象，会形成一种占据主导地位的效应，这就是首因效应。第一印象的作用最长，持续的时间也非常长，相比以后得到的信息，首因对于事物整个印象产生的作用都会强。首因指的是首次认知客体而在脑中留下的第一印象，不仅是人，也包括了各种各样的东西。比如你小时候第一次接触某种动物的经历，当时的印象可能会影响你的一生，要改变这种印象是非常难的。所以跟人家交往，尤其是相亲，得特别认真地对待，否则很有可能要花一辈子去改变第一印象。类似的还有职场面试，它背后的确存在这样一种认知上的偏差。

近因效应

还有一种情况，有可能会让你彻底改变对另一个人的印象。学校里经常会有这种情况：两个人原本关系很好，因为一件琐事就分道扬镳了。或者你和你家亲爱的昨天晚上大吵了一架，没有和好之前，你可能对他的主要印象集中在：这人怎么这样啊？一点都不知道让着我。可能会把之前那些好的印象暂时抛在一边，这就源自于另一种效应——近因效应。

和首因效应相反，它指的是在多种刺激出现的时候，印象的形成主要是取决于后来出现的刺激，在与人交往的过程当中，我们对他人最新的认知会占据主体地位，掩盖以往形成的对他人的评价。这又引发了另一种思考，就是如果我们要和一个人成为长期的朋友，在临别时是不是要给他留下一个更加美好的印象呢？所以要送人礼物的话，最好是在派对快结束的时候再拿出来。同理就是写作文的时候，开头和结尾真的很重要。

光环效应

还有一种常见的效应，也是我们认知不客观的体现，那就是大名鼎鼎的光环效应。就是当你给一个人贴了一个标签，对一个人的某种人格特征形成了好或坏的印象之后，就倾向于根据这个标签去推论其他方面的特征。就好比我们不能接受某个明星有一些不良的生活习气，因为觉得他是偶像，是完美的，任何的小瑕疵都不应该存在，都是受光环效应的影响。当一个人给你留下的印象变成坏的时候，你会发现他所做的一切，好像都是坏的，这在两个人的感情关系当中很常见。

刻板印象

通常我们会对某个社会群体形成一种笼统而固定的看法，一般来说生活在同一地域或者同一社会文化背景当中的人在心理和行为方面总会有一些相似之处，同一职业或同一年龄段的人，他们的观念、行为和社会态度也可能比较接近。比如在地域方面，一提到英国人，很多人会觉得很绅士，美国人狂放不羁，上海人很精明等。但是我们往往忽视了特例的存在，可能这一类人在这个群体当中只占到 20%、30%，又或者他们只是统计上的幸存者，因为太标签化了，所以强化了我们对他们的印象。

又比如职业印象。教师文质彬彬、医生严谨，就是我们在和这个人深入接触之前打上的标签，这个特征一旦被固化，就形成了社会刻板印象，这种刻板印象会放到首因效应之前，会成为我们对一个人根深蒂固的偏见。

基本归因错误

基本归因错误，是指当我们在描述某人的时候，会觉得别人的一切都是本该如此；而当我们描述自己的时候，会觉得我们所做的一切是因为受各种客观环境影响而导致的。举个简单的例子，遇到了“学霸”，你会觉得他就是一个“学霸”，否则不可能学习那么好，想到自己学习不好，可能会去找很多客观理由：这两天家里的事情比较多，使得我没有好好地去准备。这是一种常见的认知偏差。

自利偏差

自利偏差或者自我服务偏差，就是说相较于失败，我们更倾向于为自己的成功负责。我们会用一种有利于自己利益的方式来分析模棱两可的信息，简单来说，如果我考试考砸了，减肥失败了，我可能就会觉得是因为诱惑我的东西太多了，反正不是我自己的原因。但是如果我减肥成功了，那就是我自己努力的结果。起到决定性作用的是否还有其他原因呢？这些客观因素同样会影响我们最终取得成功。

信念偏差

信念偏差是指当分析某个论点的逻辑推理是否有力的时候，会因为是否相信结论而产生偏见。我们会不自觉地去寻找与我们结论一致的答案、论点或推理，而无意识地屏蔽那些可能是对的、但是与我们的观点不一致的信息。一个残酷的现实是，我们总是倾向于生活在我们自己营造出来的温暖世界里，而非客观真实的世界。

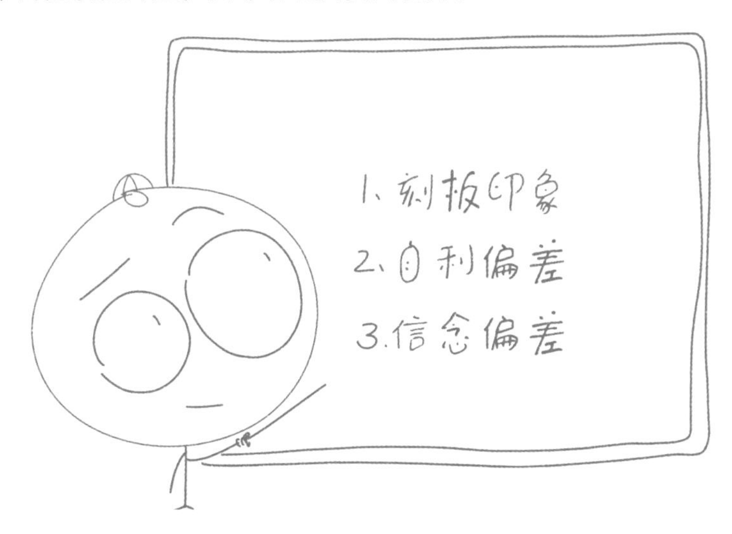

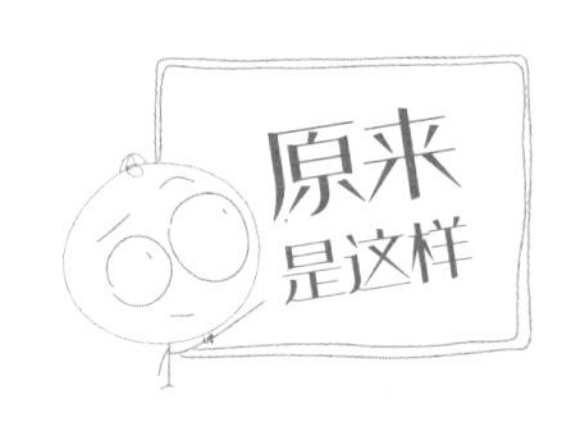

什么样的人容易有偏见？

在一般人的观念当中，偏见和认知能力的关系应该是成反比的，好像读书读多了，偏见就会越来越少，但这本身就是一种偏见。心理学家勃兰特和克劳福德曾经对将近 6 000 名美国人做过一个实验，最后得出结论：无论认知能力高低，凡人皆有偏见。差异在哪儿呢？差异在于偏见的倾向不同，比如读书读得多或者高认知能力的人，他们的偏见往往针对在社会上有影响力的人，而低认知能力者的偏见多是族群之间的偏见。

耶鲁大学的心理学教授布鲁姆通过对婴儿的研究发现，人们从小就懂得通过观察他人的行为来辨别好坏，比如说我们更喜欢照顾我们的人，讨厌那些经常忽视我们的人。正是通过这些经验，我们会展开更高层次的认知以及更广阔复杂的社交活动。

社会心理学家泰弗尔曾经做过另一个实验，将一群人分为两组，并且告诉他们，接下来要做的事是按照实验的特性来区分的，但实际上就是随机分组，这也是社会心理学实验中常用的一种伎俩。实验者给了他们一笔钱，发现这些人在分配这些钱的时候，会将比较多的钱分配给和自己同类的人。由此可见，人天生具有社会分类的倾向。只要人为画出了一条群体界限，我们就会不由自主地加强内部的团结以及对其他群体的抗拒。

研究者还就“是否觉得自己持有偏见”这一问题做了一个实验。他们给了志愿者 8 个关于偏见的案例，然后让他们评价自己对于这些问题的看法，并同时评价社会普遍的看法是否存在偏见。结果大多数人认为别人的看法存在偏见，自己的看法却问题不大，即便之后阅读过相关材料，他们也很少承认自己存有偏见。

这个实验得出了两个结论：一，认为自己没有偏见本身就是偏见；二，偏见是普遍存在的。

每个人都有偏见，对于我们个体而言，要尽可能把事情考虑周详，也要时刻提醒自己看待某些事情有可能存在偏见。当别人对你有偏见的时候，也不要太较真，这并不一定是因为对方人品差，很可能是他自己都没有意识到的。

另一个可能让人想想感到害怕的是，营销学其实就是充分利用了人在偏见上的弱点。你想想看前面提到的首因效应、近因效应、光环效应，如果把这些知识和其他的一些内容结合一下，是不是你变成了一个可以驾驭偏见、利用偏见的人呢？事实上，我们就是在被这样影响着，当你被一些东西洗脑的时候，可以想一想，是不是它恰恰切入了你的偏见。

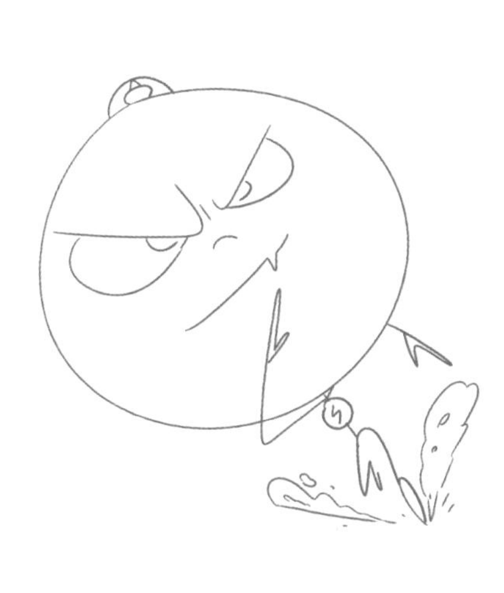

一个终极问题：我是谁？我为什么是我？

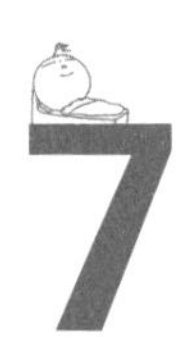

先思考两个问题，第一个问题：用一支蜡烛的火焰引燃另一支蜡烛，这两支蜡烛的火焰是什么关系？第二个问题：草坪里的草在冬天全部枯萎死去了，但是到第二年的春天又再次生机勃发，去年和今年的草坪是什么关系呢？

在寻找答案前，我们先思考一个古老却终极的问题——“我是谁”。

人格面具

很多人会觉得，代表我的是我的人格。人格是构成一个人的思想、情感以及行为的一种特有的统和模式。这种独特的模式包含了一个人区别于他人的、稳定而统一的心理类型。而我想说的是与人格有关的另一个词——人格面具。

无论你是否承认，只要在社会中生活，我们都会戴上各种面具。人格面具（persona）这个词来源于希腊文，本意是指演员在一出剧中扮演某个特殊角色而戴的面具。人格面具是荣格的精神分析理论之一。怎么解释呢？它是指在人生的大舞台上，人会根据社会角色的不同来更换面具，这些面具就是人格的一种外在表现，但是在面具背后还有一个实实在在的真我。这个真我可以理解为真实的自我，它可能和外在的面具截然不同。从这个角度而言，工作时的我和生活当中的我虽然都是我，却又都是我的不同侧面。

弗洛伊德认为我包含了本我（id）、自我（ego）、超我（superego）。本我包含了要求得到满足的一切本能欲望，按照快乐原则形式急切寻找发泄口，一味追求满足。本我当中的一切永远都是无意识的，可以说是各种各样的，让我们在这个世界上生存的本能和欲望。自我就是现在能想到我是我的这个我，而超我，则代表着良心、社会准则、自我理想等。可以理解为人格的高层领导，按照至善原则形式指导自我，限制本我，就像一位严厉正经的大家长。超我也可以理解成我们对于美好或者理想中的我的追求。

所以，本我和超我是不是我呢？

自我意识

我们先把这个思考放在一边，再提出一个问题——我是如何产生的？

从生物学角度来说，从卵子和精子的结合，再到新的生命呱呱坠地，这时“我”似乎就诞生了。但是，这时的小生命会有“我”这个概念吗？

胎儿在妈妈肚子里的时候，不用感受外界的不适刺激，不会感到肚子饿了、尿布湿了。这是一个非常安全，相对封闭的环境。但是当婴儿出生之后，人生的第一个所谓的创伤也便开始了，因为婴儿诞生到了一个客观真实的世界里。但是这时婴儿会以为自己和妈妈是一体的，不知道自己和妈妈的区别，也不知道自己和其他人的区别。总有一天婴儿会发现自己和妈妈、和其他人都是不一样的。

镜子测试是一个有关“自我意识”的测试，用来判断动物是否有能力辨别自己在镜子当中的影像。在测试当中，实验者在动物身上标记两个没有味道的颜色斑点。一个是测试斑点，位于动物身体上在镜中可见的部分，另一个是对照斑点，涂在动物身体上可触及但不可见的地方。通过观察动物的反应来判断它们是否意识到测试斑点是在自己身上，而同时忽视对照斑点。

已经通过镜子测试的动物包括所有的类人猿、猕猴、大象等，但是猫、狗以及绝大部分鸟类都不能通过镜子测试。刚出生的婴儿也不能通过镜子测试，要等到大约18个月大的时候才能通过。当然，这个研究也简化了大量的复杂问题，不能确定没有通过测试的原因，到底是因为没有自我概念还是没有认识自己的面貌。

婴儿从刚刚开始会说话到两岁左右，可能会意识到自己的名字，但是还不会说“我”。婴儿只会说“宝宝要什么”，或者用小名来表述“东东要什么”，不会说“我要什么”。如果遇到了另一个也叫东东的小朋友，就会觉得非常困惑。之后，儿童才会逐渐掌握人称代词。这在儿童自我意识的形成上是一个质的变化。

关于自我意识的产生有无数争论和假说。不妨先换一个角度，用数学的反证法来想一想，如果没有了什么，我就不再是我了。

我为什么是我?

我们说到一个人的时候，首先会说到一个人的肉体，这就是身体理论，认为你的肉体就是你。这种理论是有道理的，思想需要一个肉体作为载体。如果肉体停止了工作，“我”就死了。

“我”到底是否等于我的身体？我现在是短发，如果剃成光头，我还是我。如果我不幸失去了身体的一部分，比如换了一个肾，又或者科技发达了，我把一只手换成了功能强大的机械手，大家都会觉得，不管换一个肾还是两个，就算把四肢都换成了机器，我还是我。

如果换的不是别的，而是脑子呢？先不考虑技术是否可行，假设我和别人互换了脑子，“我”会是谁?

从身体的角度来看，是互换了脑子，可是从脑子的角度来看，就是互换了身体。换了脑子之后的人，从法律和生物识别的角度来看，身份应该是身体所决定的，指纹、虹膜都不会发生改变。但是从意识的角度，似乎是脑子在哪儿，“我”就在哪儿。这就是另一个关于“我是谁”的理论，大脑理论。大脑理论认为，你的大脑去了哪儿，你就去了哪儿，哪怕是去了别人的身体里。

大脑这个器官是不是真的就能代表“我”呢？换了脑子之后的我，该如何向别人证明我还是我呢？比如一些电影里有这种情节，和亲密的朋友说一些只有彼此才知道的细节。不过要让别人信服，还是挺难的。

如果黑科技继续发展，可以不换脑子，仅仅是把脑子里的信息记忆互换，肉体没有变化，但是行为记忆全都改变了。哪个才是你？哪个才是我呢?

来看英国哲学家伯纳德·威廉斯做过的一项令人抓狂的折磨测试。设想这样一个情景：一个疯狂的未来科学家抓住了我和你，交换了我们大脑中的数据，当我对着你的身体，也就是对着我原先的身体说："接下来我要折磨我们其中的一个。"我该折磨谁呢？

第二个情景：疯狂的科学家抓住了两个人，但是他动手前先问了这样几个问题：我会折磨你们中的一个，你认为我应该折磨谁呢？不管我折磨谁，我都会把你们两人的大脑清空。所以当我折磨这个人的时候，你们两个都不会记得你之前是谁。进一步，在折磨这个人之前，我不但会把你们的大脑清空，还会改造你的大脑，改造完之后，你就会相信你是对方，而且会拥有对方的全部记忆、人格、感知和知识。改造之后的甲将拥有乙的记忆，也将会记得乙现在所做出的一切决定。等甲被折磨的时候一定会后悔，为什么当时身为乙的我要做出这样的选择呢？但是反过来，如果乙选择折磨乙的大脑所对应的那个身体，乙现在这颗大脑的未来也注定要经受痛苦。

哲学家洛克的个人身份记忆理论认为，"我"是由关于"我"的经历和记忆决定的，"我"是由"我"大脑中的数据决定的。那么，这些关于我的回忆、性格等的数据集合在一起，到底是不是我呢？别着急下结论，来看看一个古老的思想实验——忒修斯之船。

忒修斯之船

忒修斯之船最早出自于普鲁塔克的记载，描述了一艘船由于不间断地维修和替换部件，可以在海上航行几百年。一块木板腐烂了就会被替换掉，一颗钉子坏了也会被换掉，以此类推，直到所有功能部件都被更换。最终这艘船还是原来那艘忒修斯之船吗？还是一艘完全不同的船呢？如果不是原来的船，什么时候它不再是原来的船了呢？英语中还有一个类似的例子，叫祖父的斧子，斧柄坏了换斧柄，斧头坏了换斧头。

换来换去，祖父的斧子似乎还是祖父的斧子，但它还是原来那一把吗？

用数学角度看忒修斯之船，把忒修斯之船看作一个集合，船上的部件就是它的元素。当更换部件的时候，集合中的元素发生了变化。原来船上的木板有木板 A、木板 B……木板 Y，假如把木板 A 换成了木板 Z，忒修斯之船这个集合的元素就变成了木板 B、木板 C……木板 Z。当我们更换部件的时候，忒修斯之船的定义已经改变了。就像一支足球队不断有人加入有人退出，可它还是叫着原来的名字。虽然名字没变，但是本身一直在变。

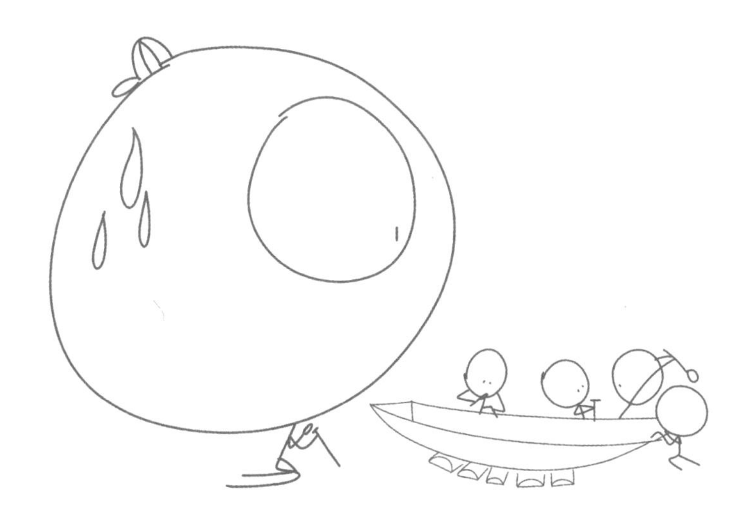

忒修斯之船的情况在我们每个人身上都真实且时刻发生着，我们都是由原子组成的，每一天我们都会呼吸、上厕所，失去一部分原子，又通过吃喝得到新的原子，全身的原子完成一次更替大约需要五年的时间。今天我们所说的“我”和五年前的“我”可能完全不一样，几乎没有一个原子是一样的。

所以想一想，从物理学的角度来看，我是谁？我还是我吗？

虽然看上去我还是我，但我却一直在悄悄变化。五分钟前的我和现在的我虽然肉眼看起来区别不大，但是因为发生了原子的更替，因为拥有了新的记忆，所以虽然我还是我，但我已经不是我了，是这样吗？

关于忒修斯之船还有一个更疯狂的可能。哲学家托马斯·霍布斯做了一个延伸：忒修斯之船的每一块老木板拆下来之后，并没有损毁或者烧掉，而是被用来搭了一艘船。于是就出现了两条船，只是一条看上去比较新，一条看起来有点旧。这两艘船当中，哪一艘才是真正的忒修斯之船？

传送机思想实验

相对于船，人还有思想，于是事情就变得更加复杂。哲学家德里克·帕菲特在他的书《理与人》中描述过一个类似思想实验的现代版本，那就是传送机思想实验。

想象一下，在遥远的28世纪，人类发明了传送机，可以把人以光速传送。某天你要从上海去北京，传送机会扫描你的全身，把你身体里的分子组成详细到每个原子和每个原子的准确位置，全部收集起来。在扫描你的同时，也会摧毁你，一边扫描一边把你的每个细胞都摧毁掉。收集到的信息发送给北京，另一台机器利用这些数据把你的身体重新构造出来。当一切完成之后，你出现在北京，感觉就和刚刚出发时没有区别。你的心情没有改变，肚子还有点饿，连手指上昨天晚上的划伤都还在。整个过程大概只花了五分钟。但是这一切对你来说是即时的，你按下按钮，然后眼前一黑，就到北京了。

有一天，你又要从上海去北京了，按下按钮，听到仪器扫描的声音，却发现原本的眼前一黑没有发生，自己依然在上海。工作人员告诉你：扫描设备工作正常，收集了你的全部数据。不过原本和扫描设备同步工作的细胞摧毁设备好像出了故障。他打开监控录像，上面是你在北京的监控画面，你已经到达北京。所以，只要把你摧毁就好了。

这时候，哪个才是真的你呢？你认为在北京的你只是一个复制品，目前的你才是真实的，如果摧毁了这里的你，不就代表你死亡了吗？这时候，我们不得不思考，瞬间传送是移动过程，还是死亡和重生的过程？类似的桥段已经被无数的科幻小说或电影演绎过。

如果在故事开始就问这个问题，可能你会觉得莫名其妙，瞬间传送明明是一种很安全的移动方式。但是随着故事的深入，它越来越像一种死亡的过程，每天往返于北京和上海的时候，你都是被细胞摧毁设备杀死，又创造了一个和你一模一样的复制品。对于所谓原版的自我而言，可能早就死亡了。可是从社会角度来看，对于那些认识你的人来说，你经历了瞬间传送，安然无恙。

回到那个问题，“我是谁”，这依然取决于我是什么。认同数据理论的人认为，到达北京的你和从上海出发的你是相同的，瞬间传送并没有杀死你。但是大家都能够理解故事结尾时那个仍在上海的你的恐惧。

更进一步说，如果传送器可以把你的数据送到北京去复制，是不是也可以把同样的数据送去南京、广州、西安，再造出三个同样的你呢？要承认这四个你全都是你就很难了，传送机思想实验是对数据理论很有力的反驳。

我是谁，这要看从什么角度回答。从法律的角度，我就是这具肉体，哪怕大脑或者数据被调包，肉体还是在法律上代表我。哪怕我被复制了许多个，可能每一个肉体都还代表我。仔细想一想，我或者正在读这本书的你，其实不是一个事物，而是一个故事，一个不断发展的主题。你就好像一个装满了东西的房间，有些东西是新的，有些是旧的，有些你知道在哪里，有些你都不知道。房间里的东西一直在变，每天都不太一样。

同样的，你不是一组大脑数据，而是一个内容一直在变换的数据库，不断成长和更新。你或许不是一组原子，而是一套告诉这些原子该怎么组织的指令。从庄子的角度来看，我是谁，是庄子还是蝴蝶，也没有区别吧。

关于这个问题，我想每个人都会有自己的答案。关于自我意识也好、我是谁也好，这都是终极问题，无论科学还是哲学都一直在思考和探索的问题。它可能现在、以后，都没有答案。

就像大家读我的书，你怎么能确定我是真实存在的呢？

写在后面

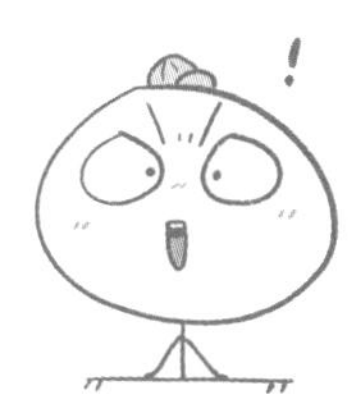

说实话，这本书其实拖了将近 5 年的时间才最终得以出版。

除了最重要的原因“懒”之外，还有个很重要的顾虑——那就是如何将“音频”科普节目趣味、轻松的特点以文字的形式呈现。经过再三思考，最终决定，将过往的内容进行重新整理、分成若干个大类集结成册。综合考虑了内容的整体性与完成度，决定先出这一本与我们自身关系密切的《我们为什么这么臭》。

之所以这样，是希望既能让老“叨友”有个实体化的念想，也能让新“读者”可以无障碍地被书本本身的内容所吸引。当然，这本书并非是节目文案的简单集结——它仅仅选取了《原来是这样》这档音频节目不到 1/10 的内容，在节目文案的基础之上，又进行了重新的编辑、整合、校对与修正。

做科普，很多时候会面临这样的问题：我们并不生产知识。我们所做的是以更有趣的形式、更通俗的方式，将略显生涩的知识梳理、整合与串联，以期降低受众获取知识的门槛。当然，也希望能够激发出更多的思考。因此，在这样的过程中，难免会出现不严谨、不专业的表述。对于内容上可能出现的问题，虚心接受大家的指正。请务必记住：

书上写的，不一定都是正确的！本书的最大目的，是希望激起你的好奇心，唤起你的探索精神！

这本书上架的日子，应该刚好是《原来是这样》上线的第2000天。所以，某种程度上，也算是对过去五年多时光的一份纪念吧！经常会感慨，这档最初仅仅是出于个人兴趣而尝试的“小节目”，会吸引到那么多听众，聚集起那么多热爱科学、乐于分享的小伙伴，也在后来的岁月里改变了我那么多。

而我也一直明白，光靠兴趣和一时的热情，真的坚持不了这么久！

在这里，要特别鸣谢陪伴着节目一路走来的诸位搭档：洁羽、子凌、姜雯、水兄、冰枫。虽然，因为人生轨迹各不相同，不是每个搭档都能在节目里一直陪伴大家走下去，但正是因为有了你们的付出，才让《原来是这样》生气勃勃，才让这档节目能以双人对谈科普脱口秀的形式脱颖而出。而水兄、冰枫这样的“专家型搭档”加入，更让节目的专业性得以进一步提升。

同时，也要感谢这些年来为我们提供过许多高质量文案的：U医生、黑神经、山珊、萌萌微生物、我恨我的光鲜、豌豆君、飞扬、耿思锐、末问、兔子喵、冰诺、何鑫、赵一玮、东明先森、肆舞贰拾、小A、天艺（排名不分先后）等一众文案作者。是你们的文案，拓展了节目的广度，也为大家打开了更多学科的“窗子”。至于在节目里感谢过很多次的图文组、音乐组以及文案组里没点到名的其他小伙伴们，这里也再次专门谢过！

最后，感谢所有通过各种方式支持和帮助过《原来是这样》的朋友——

《原来是这样》的发展，真的离不开大家！

旭东

2019.8.2